U0807072

常见疾病护理指南

李　丽　等主编

上海科学普及出版社

图书在版编目（CIP）数据

常见疾病护理指南 / 李丽等主编. -- 上海 : 上海科学普及出版社, 2024. 7. -- ISBN 978-7-5427-8835-1

Ⅰ. R47

中国国家版本馆 CIP 数据核字第 2024318LR6 号

责任编辑 忻 玮

常见疾病护理指南

李 丽 等主编

上海科学普及出版社出版发行

（上海中山北路 832 号 邮政编码 200070）

http://www.pspsh.com

各地新华书店经销 三河市铭诚印务有限公司印刷

开本 787 × 1092 1/16 印张 14 字数 240 000

2024 年 7 月第 1 版 2024 年 7 月第 1 次印刷

ISBN 978-7-5427-8835-1 定价：128.00 元

《常见疾病护理指南》

编委会

主　编：李　丽　枣庄市立医院
闫丹丹　枣庄市立医院
满　珊　枣庄市妇幼保健院
苗义芹　枣庄市峄城区人民医院
郭　玲　枣庄市立医院
徐　慧　枣庄市妇幼保健院

副主编：王　瑞　枣庄市中医医院
孙　娟　枣庄市市中区齐村镇卫生院
张　丽　枣庄市立医院
宋娜娜　枣庄市立医院
孙　岚　山东国欣颐养集团枣庄中心医院

前　言

在医疗领域日新月异的今天，护理工作的专业性与复杂性日益增强。面对临床各科的常见疾病，如何快速、准确地把握病情，实施科学、有效的护理措施，成为每一位护理人员必须掌握的核心技能。

本书以系统性和前瞻性为特点，全面梳理了临床各科常见疾病的护理要点。我们深知，在快速变化的医疗环境中，只有紧跟时代步伐，掌握最新的医疗技术和救护理念，才能为患者提供最优质的护理服务。因此，本书在编写过程中，融合了国内外医疗护理技术的最新进展，确保了内容的时效性和科学性。

本书的内容设计紧贴临床实际，从临床表现到常见疾病的护理措施，层层深入，步步为营。我们力求通过简明扼要的语言和清晰明了的逻辑结构，使护理人员能够迅速抓住重点，掌握要领，从而在实际工作中做到有的放矢，游刃有余。

同时，我们也充分考虑到护理人员的实际需求和阅读习惯。在编写过程中，我们注重语言的通俗性和可读性，力求让每一位护理人员都能轻松理解，快速掌握。此外，我们还特别注重内容的实用性和可操作性，确保每一条护理措施都能够在临床实践中得到有效应用，为患者带来实实在在的益处。

《常见疾病护理指南》虽然篇幅有限，但所涵盖的疾病种类均为临床常见疾病。我们希望通过这本指南，能够为广大护理人员提供一个高效、便捷的学习工具，帮助他们在繁忙的工作之余，不断提升自己的专业素养和护理技能。

目 录

第一章 呼吸系统疾病患者的护理 …… 1

第一节 支气管哮喘患者的护理 …… 1
第二节 慢性支气管炎患者的护理 …… 4
第三节 支气管扩张患者的护理 …… 6
第四节 肺脓肿患者的护理 …… 9

第二章 循环系统疾病患者的护理 …… 11

第一节 原发性高血压患者的护理 …… 11
第二节 病毒性心肌炎患者的护理 …… 13
第三节 慢性心力衰竭患者的护理 …… 15
第四节 心肌梗死患者的护理 …… 19

第三章 神经系统疾病患者的护理 …… 24

第一节 急性脊髓炎患者的护理 …… 24
第二节 短暂性脑缺血发作患者的护理 …… 25
第三节 脑梗死患者的护理 …… 27
第四节 脑出血患者的护理 …… 31

第四章 消化系统疾病患者的护理 …… 34

第一节 肠结核患者的护理 …… 34
第二节 溃疡性结肠炎患者的护理 …… 35

第三节　肝硬化患者的护理 …… 37
第四节　肝性脑病患者的护理 …… 42

第五章　骨外科常见疾病患者的护理 …… 47

第一节　腰椎管狭窄症 …… 47
第二节　腰椎间盘突出症 …… 50
第三节　颈椎病 …… 52
第四节　脊柱结核 …… 54
第五节　脊柱骨折并创伤性截瘫 …… 56

第六章　普外科常见疾病的护理 …… 62

第一节　肝脏移植术 …… 62
第二节　甲状腺功能亢进 …… 67
第三节　急性乳腺炎 …… 69
第四节　乳腺癌 …… 70
第五节　结肠直肠癌 …… 74
第六节　腹部闭合性损伤 …… 76
第七节　急腹症 …… 78
第八节　胃、十二指肠溃疡 …… 81
第九节　肠瘘 …… 82

第七章　心外科常见疾病的护理 …… 85

第一节　动脉导管未闭 …… 85
第二节　冠心病 …… 86
第三节　内覆膜支架治疗胸主动脉瘤术 …… 89
第四节　心脏移植术 …… 90

第八章　胸外科疾病的护理 …… 93

第一节　全肺切除合并上腔静脉置换术 …… 93

第二节　同种异体胸骨移植术 …………………………………… 95

第九章　神经外科疾病的护理……………………………… 97

第一节　蝶鞍区肿瘤摘除术 …………………………………… 97
第二节　神经外科立体定向术 ………………………………… 99
第三节　脑脓肿 …………………………………………………100
第四节　脑震荡 …………………………………………………102

第十章　泌尿外科常见疾病的护理……………………… 104

第一节　膀胱损伤 ………………………………………………104
第二节　前列腺增生 ……………………………………………105
第三节　急性尿潴留 ……………………………………………107
第四节　尿道损伤 ………………………………………………109

第十一章　小儿科常见疾病护理………………………… 111

第一节　呼吸系统疾病护理 ……………………………………111
第二节　消化系统疾病护理 ……………………………………119
第三节　心血管系统疾病护理 …………………………………124
第四节　泌尿系统疾病护理 ……………………………………133
第五节　血液系统疾病护理 ……………………………………144
第六节　内分泌系统疾病护理 …………………………………148
第七节　神经系统疾病护理 ……………………………………153

第十二章　急诊、急救护理……………………………… 163

第一节　院前急救护理 …………………………………………163
第二节　院内急救护理 …………………………………………167
第三节　重症监护护理 …………………………………………169
第四节　心搏骤停的急救护理 …………………………………181

第五节　急性左心衰护理 ……183
第六节　过敏性休克护理 ……184
第七节　急性中毒抢救护理 ……185
第八节　急性食物中毒抢救护理 ……186
第九节　急性有机磷农药中毒抢救护理 ……186
第十节　呼吸衰竭护理 ……187
第十一节　急性心肌梗死护理 ……188
第十二节　脑出血护理 ……188
第十三节　镇静安眠药中毒的护理 ……189
第十四节　危重患者护理 ……189

第十三章　肿瘤科患者的护理…… 190

第一节　原发性支气管肺癌患者的护理 ……190
第二节　胃癌患者的护理 ……195
第三节　原发性肝癌患者的护理 ……198
第四节　胰腺癌 ……201
第五节　食管癌 ……203
第六节　肺癌 ……206
第七节　颅内肿瘤 ……208
第八节　骨肉瘤 ……209

参考文献…… 212

第一章　呼吸系统疾病患者的护理

第一节　支气管哮喘患者的护理

【概述】

支气管哮喘（bronchial asthma），是一种由嗜酸性粒细胞、肥大细胞和T淋巴细胞等多种炎症细胞参与的气道慢性炎症。慢性炎症引起易感者对各种激发因子具有气道高反应性，并导致不同程度的广泛可逆性气道阻塞症状。临床主要表现为反复发作性的喘息、呼气性呼吸困难、胸闷或咳嗽等，常于夜间和（或）清晨发作或加重，部分患者可自行缓解或经治疗后缓解。哮喘是全球最常见的慢性病之一，全球约有1.6亿患者。各地患病率为1%～13%，我国患病率为1%～4%，我国五大城市的调查资料显示，13～14岁学生的发病率为3%～5%。儿童发病率高于成年人，城市高于农村，发达国家高于发展中国家。

【临床表现】

1.症状发作性喘息或伴有哮鸣音的呼气性呼吸困难，或发作性胸闷、咳嗽，严重时出现端坐呼吸，干咳或咳大量白色泡沫痰，可出现发绀等。如为咳嗽变异性哮喘，可仅表现为咳嗽；运动性哮喘可表现为在运动时出现胸闷和呼吸困难。哮喘症状常因吸入花粉、有机尘埃、冷空气，或上呼吸道感染，运动，药物等诱发，可在数分钟内发作，经数小时或数天，用支气管舒张药物或自行缓解。部分患者可在夜间或凌晨发作。

2.体征胸部呈过度充气状态，有广泛的哮鸣音，呼气音延长，辅助呼吸肌和胸锁乳突肌收缩加强。严重哮喘发作可出现心率增快、奇脉、胸腹反常运动、发绀、意识障碍等。

3.分期根据临床表现，哮喘可分为急性发作期和缓解期。缓解期是指经治疗或未经治疗，症状、体征消失，肺功能恢复到急性发作前水平，并维持4周以上。哮喘急性发作是指气促、咳嗽、胸闷等症状突然发生，常伴呼吸困难，以呼气流量降低为特征，多为接触变应原等刺激或治疗不当所致。可在数小时或数天内病情加重，偶见于数分钟内出现生命危险，对病情应做及时、正确评估，给予有效的抢救措施。

4.并发症发作时可出现自发性气胸、纵隔气肿和肺不张等并发症。长期反复发作和感染可并发慢性支气管炎（简称慢支）、肺气肿、支气管扩张、肺纤维化、间质性肺炎和肺源性心脏病。

【护理措施】

1.避免诱发因素　有明确过敏原者，应尽快脱离变应原。提供安静、舒适、冷暖适宜的环境。保持室内空气流通，经常开门窗通风、整理床铺时避免尘埃飞扬。戒烟，防止情绪激动。根据病情提供舒适体位，如为端坐呼吸者提供床旁桌以作支撑，减少体力消耗。

2.饮食护理　提供清淡、易消化、足够热量的饮食，避免进食硬、冷、油煎食物，不宜食用鱼、虾、蟹、蛋类、牛奶等易过敏食物。注意补充水分。

3.病情观察

（1）观察患者神志、面色、出汗、发绀、呼吸困难程度等，监测呼吸音、哮鸣音变化，了解病情和治疗效果。加强对急性发作患者的监护，尤其是夜间和凌晨易发作，及时发现危重症状或并发症。

（2）观察患者咳嗽、咳痰、痰液黏稠度和量。痰液黏稠者可定时雾化吸入生理盐水，加入硫酸庆大霉素、糜蛋白酶、β_2受体激动剂、糖皮质激素等药物，密切观察药物疗效和不良反应。指导患者进行有效咳嗽，协助翻身、拍背或体位引流，有利于分泌物的排出。无效者可用负压吸引器吸痰。

（3）哮喘急性发作时，患者呼吸增快、出汗，常伴脱水，痰液黏稠，形成痰栓阻塞小支气管，加重呼吸困难。应鼓励患者每天饮水2500～3000 mL，以补充丢失的水分，稀释痰液，防止便秘，改善呼吸功能。重症者应予静脉补液，注意补液速度，并纠正电解质和酸碱失衡。

4.用药护理观察药物疗效和不良反应。

（1）β_2受体激动剂

①指导患者按需用药，不宜长期规律使用，因长期应用可引起β_2受体功能下降和气道反应性增高，出现耐受性。

②指导患者正确使用雾化吸入器，以保证有效地吸入药物。

③沙丁胺醇静脉注射时应注意滴速（2～4 μg / min），并注意观察心悸、骨骼肌震颤等不良反应。

（2）茶碱类静脉注射浓度不宜过高，速度不宜过快，注射时间应在10min以上，以防中毒症状发生。慎用于妊娠、发热、小儿或老年，心、肝、肾功能障碍或甲状腺功能亢进者。与西咪替丁、大环内酯类、喹诺酮类药物等合用时可影响茶碱代谢而排泄减慢，应减少用量。观察用药后疗效和不良反应，如恶心、呕吐等胃肠道症状，心动过速、心律失常、血压下降等心血管症状，偶有兴奋呼吸中枢作用，甚至引起抽搐直至死亡。用药中最好监测氨茶碱血浓度，安全浓度为6～15 μg / mL。

（3）糖皮质激素要注意观察药物作用和预防不良反应：

①部分患者吸入后可出现声音嘶哑、口咽部念珠菌感染或呼吸道不适；指导患者喷药后用清水充分漱口，使口咽部无药物残留，以减轻局部反应和胃肠吸收。

②如长期吸入剂量＞1mg / d可引起骨质疏松等全身不良反应，应注意观察；指导患者宜联合使用小剂量糖皮质激素和长效 $β_2$受体激动剂，以减少吸入糖皮质激素的不良反应。

③全身用药应注意肥胖、糖尿病、高血压、骨质疏松、消化性溃疡等不良反应；宜在饭后服用，以减少对消化道的刺激。

④气雾吸入糖皮质激素可减少其口服量。当用吸入剂替代口服剂时，开始时应在口服剂量的基础上加用吸入剂，在2周内逐步减少口服量。嘱患者勿自行减量或停药。

（4）色苷酸钠吸入后在体内无积蓄作用，一般在4周内见效，如8周无效者应弃用。少数患者吸入后可出现咽喉不适、胸部紧迫感、偶见皮疹，甚至诱发哮喘。必要时可同时吸入 $β_2$受体激动剂，防止支气管哮喘的发生。

（5）其他抗胆碱药吸入时，少数患者可有口苦或口干感。酮替芬有镇静、头晕、口干、嗜睡等不良反应，持续服药数天可自行减轻，慎用于高空作业人员、驾驶员、操纵精密仪器者。白三烯调节剂的主要不良反应是较轻微的胃肠道症状，少数有皮疹、血管性水肿、氨基转移酶增高，停药后可恢复。在发作或缓解期禁用β受体阻滞剂（普萘洛尔等），以免引起支气管平滑肌收缩而诱发或加重哮喘。

5.吸氧遵医嘱给予鼻导管或面罩吸氧，改善呼吸功能。严重发作、经一般药物治疗无效时，应做好低潮气量辅助通气或压力支持通气等机械通气准备工作。如有气胸、纵隔气肿等严重并发症时，在切开引流气体后仍可采用机械通气。

6.教会患者正确使用雾化吸入器

（1）医护人员示教，介绍装置的结构，每次使用前应摇匀药液，深呼气至不能再呼（残气位）时，张开口腔，将定量雾化吸入器喷嘴放于口中，闭口以包住咬口，经口缓慢吸气（0.5L／s），在吸气开始时以手指揿压喷药，至吸气末（肺总量位）屏气5～10秒，使较小的雾粒沉降在气道远端（肺内），然后缓慢呼气，休息3min后可再使用一次。

（2）患者反复练习，医护人员评估患者使用情况，指出不足之处和改正方法，直到患者正确掌握。

（3）指导患者雾化吸入药物后漱口，减少口咽部雾滴的刺激。

（4）患者学会清洗、保存和更换吸入器等常规方法。

7.心理护理　急性发作时患者常出现紧张、烦躁不安、焦虑、恐惧等心理反应，可加重或诱发呼吸困难，医护人员应向患者解释避免不良情绪的重要性，陪伴患者身边，通过语言和非语言沟通，安慰患者，使患者避免紧张，保持情绪稳定。

第二节　慢性支气管炎患者的护理

【概述】

慢性支气管炎（chronic bronchitis），是指气管、支气管黏膜及其周围组织的慢性非特异性炎症。临床上以慢性咳嗽、咳痰或伴有喘息及反复发作为特征。是一种严重危害人民健康的常见病，多发生于中老年人。长期反复发作可发展为慢性阻塞性肺气肿和肺源性心脏病。

【临床表现】

1.症状　起病缓慢，病程较长。咳嗽、咳痰、喘息为主要症状。早期症状轻微，常于吸烟、过度疲劳、受凉感冒、寒冷季节或接触有害气体后引起急性发作或加重，气候转暖时症状可自然缓解。炎症晚期时，症状可持续存在。

（1）咳嗽一般以晨间咳嗽为主，白天咳嗽较轻，睡前有阵咳或排痰。

（2）咳痰以清晨排痰较多，一般为白色黏液痰或浆液泡沫痰。有细菌感染时，可出现黏液脓性痰。

（3）喘息或气促有支气管痉挛者可出现喘息，症状反复发作。并发阻塞性肺气肿时，可出现劳累或活动后气促，晚期则喘息明显，生活难以自理。多于寒冷季节加重。

2.体征　早期无异常体征。急性发作期，多在背部和两肺下部闻及散在干、湿性啰音，咳嗽后可改变或消失。喘息型慢支者可闻及哮鸣音和呼气延长。

3.临床分型、分期

（1）临床分型可分为单纯型和喘息型两型。

①单纯型：以咳嗽、咳痰为主要表现。

②喘息型：主要表现为咳嗽、咳痰和喘息症状，常伴有哮鸣音，喘息于睡眠时明显，阵咳时加剧。

（2）临床分期

①急性发作期指患者1周内出现脓性或黏液脓性痰，痰量明显增多或伴有发热等炎症表现；或指1周内“咳”“痰”“喘”症状中任何一项明显加重者。

②慢性迁延期患者有不同程度的“咳”“痰”“喘”症状迁延达1个月以上。

③临床缓解期经治疗后症状基本消失，或症状自然缓解，或偶有轻微咳嗽，少量痰液，维持2个月以上者。

【护理措施】

1.病情观察　密切观察“咳”“痰”“喘”症状及诱发因素，尤其是痰液的性质和量。评估临床分型、分期，如单纯型或喘息型、急性发作期或慢性迁延期。

2.保持呼吸道通畅　指导痰多黏稠、难咳的患者多饮水，遵医嘱每天用生理盐水、硫酸庆大霉素、糜蛋白酶等药物雾化吸入，指导患者采取有效咳嗽方式，护理人员或家属协助患者翻身、胸部叩击和体位引流，有利于分泌物的排出。

3.用药护理　用药后观察药物疗效和不良反应。

（1）止咳药

①可待因有麻醉性中枢镇咳作用，适用于剧烈干咳者，有恶心、呕吐、便秘等不良反应，可能会成瘾。

②喷托维林是非麻醉性中枢镇咳药，用于轻咳或少量痰液者，无成瘾性，不良反应有口干、恶心、腹胀、头痛等。

（2）祛痰药

①溴己新可使痰液中黏稠多糖纤维断裂，痰液黏稠度降低。偶见恶心、转氨酶增高，胃溃疡者慎用。

②盐酸氨溴索可促进肺表面活性物质分泌，增强呼吸道纤毛清除功能，是润滑性祛痰药，胃肠道不适等不良反应较轻。对痰液较多或年老体弱、无力咳痰者，以祛痰为主，有利于排痰，保持呼吸道通畅。尽量避免使用可待因等强镇咳药，因其可抑制中枢和加重呼吸道阻塞。

4.停止吸烟可改变自然病程，显著减慢病情的恶化速度。首先要戒烟，因为要打断生理成瘾环节，需要患者的决心和配合。

（1）指导患者避免接触吸烟人群或环境，和戒烟成功者交流经验，清除工作场所、家中的储备烟。

（2）告知患者戒烟第1周最困难，通常尼古丁完全撤离需2～4周。

（3）提供以水果、蔬菜为主的低热量饮食，戒烟第1周多饮汤水以排除体内积蓄的尼古丁。合理安排生活、娱乐或外出旅游，以分散注意力。

（4）有条件者可贴戒烟膏药（内含少量尼古丁），以减少戒烟痛苦，或把急性发病住院作为戒烟时机。

（5）戒烟时可出现坐立不安、烦躁、头痛、腹泻和失眠等不适症状，需要家属的关心、理解和支持。可有计划地逐渐戒烟以减轻戒断症状。

【心理护理】

耐心倾听患者的诉说，鼓励患者和家属参与治疗护理计划。与患者探讨积极应对、配合治疗的方法，讲述其他成功的病例，可成立患者互助组，进行交流，提高患者战胜疾病的信心和自我护理能力。指导患者学会相关的应对技巧，如控制呼吸，散步，参加运动或劳动等。鼓励家庭成员承担促进患者康复的责任，如改善环境（空气流通，适宜的温度、湿度）、改变饮食习惯、减少烟雾、花粉等变应原的接触。

第三节　支气管扩张患者的护理

【概述】

支气管扩张（bronchiectasis）是支气管慢性异常扩张所致的疾病。由于支气管及其周围的组织慢性炎症以及支气管阻塞，导致支气管组织结构较严重的病理性破坏而引起的支气管管腔的扩张和变形。临床特点为长期咳嗽、咳大量脓痰和反复咯血。起病多见于儿童和青年人。

【临床表现】

1.症状　病程较长，多于青年、幼年期发病。常在童年有麻疹、百日咳或支气管肺炎病史，迁延不愈，以后伴有反复发作的下呼吸道感染。临床典型症状为慢性咳嗽伴大量脓痰和反复咯血。其表现轻重与支气管病变及感染程度有关。慢性咳嗽和咳脓痰，痰量与体位改变有关，晨起或夜间卧床转动体位时咳嗽、咳痰量增加。感染急性发作时，黄绿色脓痰明显增多，可达数百毫升。如有厌氧菌感染，痰与呼吸有臭味。感染时痰液静置于玻璃瓶内有分层特征：上层为泡沫，泡沫下为脓性成分，中层为黏液，底层为坏死组织沉淀物。半数以上患者有程度不等的反复咯血，从血痰到大量咯血，咯血量与病情严重程度、病变范围有时不一致。部分患者仅有反复咯血，临床称之为“干性支气管扩张”，常见于结核性支气管扩张，病变多在引流良好的上叶支气管。反复肺部感染时，可出现间歇发热或高热、食欲下降、乏力、消瘦、贫血等全身症状，严重时伴气促、发绀。

2.体征　轻症或干性支气管扩张体征可不明显。病变典型者可于下胸部、背部的病变部位闻及固定、持久的粗湿啰音，呼吸音减低，严重者可伴哮鸣音，部分慢性患者伴有杵状指（趾）。

【护理措施】

1.注意休息合理饮食

（1）急性感染或病情严重者应卧床休息。保持室内空气流通，维持适宜的温、湿度，注意保暖。使用防臭、除臭剂，消除室内异味。

（2）提供高热量、高蛋白质、富含维生素饮食，避免冰冷食物诱发咳嗽，少食多餐。因咳大量脓痰，指导患者在咳痰后及进食前用清水或漱口剂漱口，保持口腔清洁，增加食欲。鼓励患者多饮水，每天1500 mL以上，充足的水分可稀释痰液，有利于排痰。

2.密切观察病情

（1）病情观察咳嗽、痰液的量、颜色和黏稠度，与体位的关系，痰液是否有臭味。观察咯血程度，及发热、消瘦、贫血等全身症状，出现气促、发绀常表示病情严重。

（2）避免诱发因素如戒烟，避免到空气污染的公共场所和有烟雾的场所，避免接触呼吸道感染患者等。

3.做好体位引流方法

（1）引流前准备向患者解释体位引流的目的、过程和注意事项，监测生命体征和肺部听诊，明确病变部位。

（2）引流体位根据病变部位、患者经验，采取适当体位（自觉有利于咳痰的体位）。原则上抬高患肺位置，引流支气管开口向下，有利于潴留的分泌物随重力作用流入大支气管和气管排出。病变位于上叶者，取坐位或健侧卧位。病变位于中叶者，取仰卧位稍向左侧。病变位于舌叶者，取仰卧位稍向右侧。病变位于下叶尖段者，取俯卧位。三种体位床脚均抬高30～50cm。病变位于下叶各底段者，床脚抬高30～50cm，如为前底段取仰卧位，外底段取侧卧位（患侧在上），后底段取俯卧位。

（3）引流时间和观察根据病变部位、病情和患者体力，每天1～3次，每次15～20min。一般在餐前引流。引流时应有护士或家人协助，观察患者反应，如有脸色苍白、发绀、心悸、呼吸困难等异常，应立即停止。

（4）促进痰液引流措施对痰液黏稠者，引流前15min先遵医嘱给予雾化吸入生理盐水，可加入硫酸庆大霉素、α糜蛋白酶、β_2受体激动剂等药物，以降低痰液黏稠度，避免支气管痉挛。引流时辅以胸部叩击等措施，指导患者进行有效咳嗽，以提高引流效果。

（5）引流后护理患者休息，给予清水或漱口剂漱口，去除痰液气味，保持口腔清洁，减少呼吸道感染机会。观察痰液情况，复查生命体征和肺部呼吸音及啰音变化，观察治疗效果。

4.用药护理按医嘱用抗生素、祛痰剂、支气管舒张药物，指导患者掌握药物的疗效、剂量、用法和不良反应。

5.确保呼吸道通畅严防窒息发生

（1）病情观察密切观察患者有无胸闷、烦躁不安、气急、面色苍白、口唇发绀、大汗淋漓等窒息前症状，定期监测体温、心率、呼吸、血压，记录咯血量、痰量及其性质。

（2）保持呼吸道通畅痰液黏稠无力咳出者，可经鼻腔吸痰。重症患者在吸痰前后应适当提高吸氧浓度，以防吸痰引起低氧血症。

（3）大咯血窒息的抢救出现窒息征象时，应立即取头低脚高俯卧位，脸侧向一边，避免血液吸入引起窒息。轻拍背部有利于血块排出，并迅速挖出或吸出口、咽、喉、鼻部血块。无效时行气管插管或气管切开，解除呼吸道阻塞。

（4）心理支持 医护人员陪伴床边，安慰患者，防止患者屏气或声门痉挛，鼓励患者轻轻咳出积在气管内的痰液或血液，及时帮助患者去除污物。必要时遵医嘱给予镇静剂，解除紧张情绪。

（5）抢救准备准备好吸引器、氧气、鼻导管、气管切开包、止血药、呼吸兴奋剂、升压药等抢救设备和药品。

第四节 肺脓肿患者的护理

【概述】

肺脓肿（lung abscess）是由多种病原菌引起的肺部化脓性感染。早期为非组织的化脓性炎症，继而坏死、液化，有肉芽组织包绕形成脓肿。其临床特点为高热、咳嗽、咳大量脓臭痰。多发生于壮年男性及年老体弱且有基础疾病者。

【临床表现】

有70%～90%的急性肺脓肿患者，发病急骤，畏寒、高热，体温达39～40℃，伴有咳嗽、咳少量黏液痰或黏液脓性痰。炎症累及胸膜，可出现患侧胸痛，且与呼吸有关。病变范围大时，可有气急。常伴有精神不振、全身乏力和食欲减退。如感染不能及时控制，于发病的10～14日，突然咳出大量脓臭痰及坏死组织，每日量可达300～500 mL。咳出大量脓痰后，体温开始下降，全身症状随之好转。典型患者的痰液呈黄绿色、脓性，有时带血，留置分层。厌氧菌感染时痰带腥臭味。约1/3患者有不同程度的咯血，偶有中、大量咯血而突然窒息死亡者。一般情况下，数周内逐渐恢复正常。

若肺脓肿破溃到胸膜腔，则有突发性胸痛、气急，出现脓气胸。血源性肺脓肿多先有原发病灶引起的畏寒、高热等全身脓毒血症的表现，经数日或数周后才出现咳嗽、咳痰，痰量不多，极少咯血。

体征与肺脓肿的大小、部位有关。病变大而浅表者，可有实变体征，可闻及支气管呼吸音；病变累及胸膜，有胸膜摩擦音或胸腔积液体征。慢性肺脓肿常有杵状指

（趾）、贫血和消瘦。血源性肺脓肿体征多为阴性。

【护理措施】

1.高热护理　寒战时注意保暖，及时添加被褥，给予热水袋时防止烫伤。高热时采用酒精擦浴、冰袋、冰帽进行物理降温，预防惊厥。以逐渐降温为宜，防止虚脱，不宜用阿司匹林或其他解热药，以免大汗、脱水和干扰热象观察。患者出汗时，及时协助擦汗、换衣，避免受凉。

2.清理呼吸道及时有效。

（1）肺脓肿患者咳痰量大，常有厌氧菌感染，痰有臭味，要注意保持室内空气新鲜、同时注意保暖，如有条件最好住单个房间。

（2）咳嗽、咳痰的护理。肺脓肿患者通过咳嗽排除大量脓痰，应鼓励患者进行有效的咳嗽。经常活动和变换体位，以利痰液排出。鼓励患者增加液体摄入量，以促进体内的水化作用，使脓痰稀释而易于咳出。要注意观察痰的颜色、性质、气味和静置后是否分层。准确记录24h痰液排出量。当发现血痰时，应及时报告医生，若痰中血量较多，要严密观察病情变化，并准备好抢救药品和用品，嘱患者头偏向一侧，最好取患侧卧位，注意大咯血或窒息的突然发生。

（3）痰液引流的护理。体位引流有利于大量脓痰排出体外，根据病变部位采用肺段、支气管引流的体位，使支气管内痰液借重力作用，经支气管、气管排出体外。应用通俗易懂的语言，向患者讲解排痰的意义，教授有效的排痰技巧及其注意事项。对脓痰甚多，且体质虚弱的患者应做监护，以免大量脓痰涌出但无力咳出而窒息。年老体弱或在高热、咯血期间不宜行体位引流。必要时，应用负压吸引器给予经口吸痰或支气管镜抽吸排痰。痰量不多，中毒症状严重，提示引流不畅，应积极进行体位引流。发绀、呼吸困难、胸痛明显者，应警惕脓气胸的发生。

（4）做好口腔护理肺脓肿患者高热时间较长，唾液分泌减少，口腔黏膜干燥；又因咳大量脓臭痰，利于细菌繁殖，易引起口腔炎及黏膜溃疡；大量抗生素的应用，易诱发真菌感染。因此要在晨起、饭后、体位引流后、临睡前协助患者漱口，做好口腔护理。

（5）用药护理遵医嘱给予抗生素、祛痰药、支气管扩张剂，或给予雾化吸入，以利痰液稀释、排出。

3.合理膳食、确保营养。

第二章　循环系统疾病患者的护理

第一节　原发性高血压患者的护理

【概述】

原发性高血压（primary hypertension）是指病因未明的、以体循环动脉血压升高为主要表现的临床综合征，是最常见的心血管疾病。可分为原发性和继发性两大类。长期高血压可成为多种心血管疾病的重要危险因素，并影响重要脏器如心、脑、肾的功能，最终可导致这些器官的功能衰竭。原发性高血压占高血压患者总数的95%以上，须与继发性高血压相区别，后者约占5%，其血压升高只是某些疾病的临床表现之一。流行病学调查证明，人群中血压水平呈连续性分布，正常血压和高血压的划分并无明确界限。目前，我国采用国际上统一的诊断标准，即在非药物状态下，收缩压高于140 mmHg和（或）舒张压高于90 mmHg。我国流行病学调查显示，高血压患病率呈明显上升趋势，城市高于农村，北方高于南方，男女两性高血压患病率差别不大，青年期男性略高于女性，中年后女性稍高于男性。

【临床表现】

1.一般表现　原发性高血压通常起病缓慢，早期多无症状，偶于体检时发现血压升高，少数患者则在出现心、脑、肾等并发症后才被发现。高血压患者可有头痛、头晕、心悸、耳鸣、失眠、疲劳等症状，但并不一定与血压水平相关。体检时可闻及主动脉瓣区第二心音亢进，长期持续高血压可有左心室肥厚并可闻及第四心音。

2.并发症　随病程进展，血压持久升高可导致心、脑、肾、血管等靶器官受损的表现。

（1）脑部表现头痛、头晕为常见，长期高血压可形成小动脉的微小动脉瘤，血压骤然升高可引起破裂而致脑出血。高血压也促使动脉粥样硬化发生，可引起短暂性脑缺血发作及脑动脉血栓形成。血压极度升高可发生高血压脑病，血压降低即可逆转。

（2）心脏：血压长期升高使左心室后负荷过重，左心室肥厚扩大，最终导致充血性心力衰竭。高血压还可促使冠状动脉粥样硬化的形成及发展，并使心肌耗氧量增加，患者可出现心绞痛、心肌梗死甚至猝死。

（3）肾脏：长期血压升高使肾小球小动脉硬化，肾实质缺血，导致进行性肾硬化，并加速肾动脉粥样硬化的发生。可出现蛋白尿、肾功能损害，肾衰竭较少见。

（4）血管：除心、脑、肾血管病变外，严重高血压可促使主动脉夹层形成并破裂，发生生命危险。

3.高血压急症

（1）恶性高血压临床特点：①发病较急骤，多见于中、青年；②舒张压持续大于130mmHg；③头痛、视力模糊、眼底出血、渗出或视盘水肿；④肾脏损害突出，表现为持续蛋白尿、血尿、管型尿，并可伴肾功能不全；⑤进展迅速，如不给予及时治疗，预后不佳，可死于肾衰竭、脑卒中或心力衰竭。其发病机制尚不清楚，可能与治疗不及时或治疗不当有关。

（2）高血压危象在高血压病程中，血压显著升高，以收缩压升高为主。出现头痛、烦躁、眩晕、心悸、气急、恶心、呕吐、视力模糊等症状。危象发作时交感神经活动亢进，血中儿茶酚胺升高。

（3）高血压脑病表现为血压极度升高的同时伴有严重头痛、呕吐、神志改变，轻者可仅有烦躁、意识模糊，重者可发生抽搐、昏迷。其发生机制可能为过高的血压突破了脑血管的自身调节机制导致脑灌注过多，引起脑水肿。

【护理措施】

1.头痛的护理

（1）观察患者头痛的程度、持续时间，是否伴有头晕、耳鸣、恶心、呕吐等症状。

（2）减少引起或加重头痛的因素。保持病室安静，光线柔和，尽量减少探视，保证充足的睡眠。护理人员操作亦相对集中，动作轻巧，防止过多干扰患者。嘱患者卧床休息，抬高床头，改变体位时动作要慢。避免劳累、情绪激动、精神紧张、吸烟、酗酒、环境嘈杂、不规律服药等。安慰患者，向患者解释头痛主要与血压升高有关，血压恢复正常后可减轻或消除。嘱患者合理安排休息与工作。

（3）指导患者使用放松技术，如心理训练、音乐治疗、缓慢呼吸等。

（4）用药护理：遵医嘱给予降压药物治疗，测量用药后的血压以判断疗效，注意观察药物不良反应。使用噻嗪类和袢利尿剂时应注意补钾，防止低钾血症；使用β受体阻滞剂应注意其抑制心肌收缩力、心动过缓、房室传导时间延长、支气管痉挛、低血糖、血脂升高的不良反应；钙通道阻滞剂硝苯地平的不良反应有头痛、面红、下肢水肿、心动过速；血管紧张素转换酶抑制剂可有头晕、乏力、咳嗽、肾功能损害等不良反应。

2.警惕急性低血压反应服降压药后如有晕厥、恶心、乏力时，立即平卧，头低足高位，以促进静脉回流，增加脑部血流量；避免体位突然改变，服药后不要站立太久，因长时间站立会使腿部血管扩张，血液淤积于下肢，脑部血流量减少；避免用过热的水洗澡或蒸气浴，防止周围血管扩张导致晕厥。

3.避免受伤患者有头晕、眼花、耳鸣等症状时应卧床休息，上厕所或外出时有人陪伴，若头晕严重，应协助在床上大小便。伴恶心、呕吐的患者，应将痰盂放在患者伸手可及处，呼叫器也应放在患者手边，防止取物时摔倒。必要时病床加用床档。

4.高血压急症的护理

（1）避免危险因素。向患者耐心解释保持良好的心理状态和遵医嘱服药对于预防高血压急症的重要意义。

（2）病情监测。定期监测血压，发现血压急剧升高、剧烈头痛、呕吐、大汗、视力模糊、面色及神志改变、肢体运动障碍等症状，立即通知医师。

（3）绝对卧床休息。抬高床头，减轻脑水肿，避免一切不良刺激和不必要的活动，协助生活护理。保持呼吸道通畅，吸氧。安定患者情绪，必要时用镇静剂。连接好心电、血压、呼吸监护。迅速建立静脉通道，遵医嘱尽早准确给药，如硝普钠静滴过程中应避光，调整给药速度，严密监测血压；脱水剂滴速宜快等。

第二节 病毒性心肌炎患者的护理

【概述】

病毒性心肌炎（viral myocarditis）是由病毒感染引起的心肌炎症性病变，现患率为4%～10%。多见于儿童、青少年，成人患此病者也不罕见。

【临床表现】

病毒性心肌炎的临床表现差异很大，轻者可无明显症状，重者可并发严重心律失常、心力衰竭、心源性休克。

1.病毒感染症状在发现心肌炎前1～3周，患者常有发热、全身倦怠感等感冒样症状或呕吐、腹泻等消化道症状。

2.心脏受累症状常出现心悸、胸闷、呼吸困难、心前区隐痛、乏力等表现。重者甚至出现阿–斯综合征、心源性休克。

3.主要体征可见与发热程度不平行的心动过速，各种心律失常，心尖部第一心音减弱、出现第三心音，舒张期奔马律。或有颈静脉怒张、水肿、肺部啰音及心脏扩大等心力衰竭体征。

【护理措施】

1.一般护理

（1）创造良好的休养环境：保持环境安静，限制探视人员，减少不必要的干扰，保证患者充分的休息和睡眠。

（2）休息与活动：反复向患者解释急性期卧床休息可减轻心脏负荷，减少心肌耗氧，有利于心功能的恢复，防止病情恶化或转为慢性病程。患者常需卧床休息数周至2～3个月，直至症状消失，血清心肌酶、抗体滴定度、红细胞沉降率等恢复正常后方可逐渐增加活动量。出现频发期前收缩、房室传导阻滞等心律失常时，应延长卧床休息时间。协助患者满足生活需要。

（3）活动中监测病情：稳定后，与患者及家属一起制订并实施每日活动计划，严密监测活动时心率、心律、血压变化，若活动后出现胸闷、心悸、呼吸困难、心律失常等，应停止活动，以此作为限制最大活动量的指征。

（4）心理护理：告诉患者体力恢复需要一段时间，不要急于求成。当活动耐力有所增加时，应及时给予鼓励。对不愿活动或害怕活动的患者，应给予心理疏导，督促患者完成耐力范围内的活动量。或采取小组活动的方式，为患者提供适宜的活动环境和氛围，激发患者活动的兴趣。

2.密切观察、积极防止心力衰竭潜在并发症的发生

（1）病毒性心肌炎患者可发生心力衰竭，应指导患者尽量避免呼吸道感染、剧烈运动、情绪激动、饱餐、妊娠、寒冷、用力排便等诱发因素。

（2）密切观察生命体征、尿量、意识、皮肤黏膜颜色，注意有无呼吸困难、咳嗽、易疲劳、颈静脉怒张、水肿、奔马律、肺部湿啰音等表现。一旦发生，立即汇报医

师，遵医嘱正确使用利尿剂、血管扩张剂。对于应用洋地黄的患者，应特别注意其毒性反应，因为心肌炎时心肌细胞对洋地黄的耐受性差。

（3）防治心律失常。病毒性心肌炎患者半数以上可出现各种类型的心律失常，故急性期应心电监护，注意心率、心律、心电图变化，同时准备好抢救仪器及药物，一旦发生严重心律失常，立即遵医嘱给予抗心律失常药物或配合临时起搏、电复律等。

第三节 慢性心力衰竭患者的护理

【概述】

慢性心力衰竭（chronic heart failure）是大多数心血管疾病的最终归宿，也是最主要的死亡原因。在西方国家，引起慢性心力衰竭的基础心脏病以高血压、冠心病为主；在我国，过去以心瓣膜病居首位，但近年来其所占比例已趋下降，而冠心病和高血压的比例呈明显上升的趋势。

【临床表现】

1.左心衰竭 以肺循环淤血和心排血量降低表现为主。

（1）症状

①呼吸困难：劳力性呼吸困难是左心衰竭最早出现的症状，因运动使回心血量增加，左心房压力升高，加重了肺淤血。开始多发生在较重体力活动时，休息后缓解，随着病情进展，轻微体力活动时即可出现。有的患者还可出现夜间阵发性呼吸困难，此为左心衰竭的典型表现。其发生机制除因睡眠平卧血液重新分配使肺血流量增加外，夜间迷走神经张力增高，小支气管收缩，横隔上抬，肺活量减少等也是促发因素。严重心衰时，患者可出现端坐呼吸，采取的座位愈高说明左心衰竭的程度愈重，故可据此估计左心衰竭的严重程度。

②咳嗽、咳痰和咯血：咳嗽、咳痰是肺泡和支气管黏膜淤血所致。开始常发生在夜间，坐位或立位时可减轻或消失。痰常呈白色浆液泡沫状，偶可见痰中带血丝。长期慢性淤血时肺静脉压力升高，导致肺循环和支气管血液循环之间形成侧支，在支气管黏膜下形成扩张的血管，一旦破裂可引起大咯血。

③疲倦、乏力、头晕、心悸：其原因主要是由于心排血量降低导致心、脑、骨骼肌等脏器组织血液灌注不足及代偿性心率加快。

④少尿及肾功能损害症状：严重左心衰竭时血液进行再分配，首先是肾血流量明显减少，患者可出现少尿。长期慢性肾血流量减少可出现血尿素氮、肌酐升高并可有肾功能不全的相应症状。

（1）体征

①肺部湿性啰音由于肺毛细血管压增高，液体可渗出到肺泡而出现湿性啰音。随着病情由轻到重，肺部湿性啰音可从局限于肺底部直至满布全肺。

②心脏体征：一般均有心脏扩大、心尖部舒张期奔马律、肺动脉瓣区第二心音亢进。此外，可有基础心脏病的体征如心瓣膜病的杂音等。

2.右心衰竭 以体循环静脉淤血表现为主。

（1）症状

①消化道症状 胃肠道及肝淤血引起腹胀、食欲不振、恶心、呕吐等是右心衰最常见的症状。

②劳力性呼吸困难：继发于左心衰竭的右心衰竭以及单纯性右心衰竭均有明显的呼吸困难。

（2）体征

①颈静脉征颈静脉搏动增强、充盈、怒张，是右心衰时的主要体征，肝-颈静脉回流征阳性则更具特征性。

②肝大常发生在皮下水肿之前，肝因淤血肿大常伴压痛，还可出现轻度转氨酶升高。持续慢性右心衰可致心源性肝硬化，晚期可出现黄疸及大量腹水。

③水肿主要是由于水钠潴留和静脉淤血使毛细血管压增高所致，其特征为水肿。首先出现在身体最低垂的部位，为对称性、凹陷性水肿。胸腔积液也是因体静脉压力增高引起，以双侧多见，若为单侧则以右侧更为多见，可能与右膈下肝瘀血有关。

④心脏体征除基础心脏病的固有体征外，右心衰时可因右心室显著扩大而出现三尖瓣关闭不全的反流性杂音。

3.全心衰竭继发于左心衰而形成的右心衰，当右心衰出现后，因右心排血量减少，阵发性呼吸困难等肺淤血症状反而有所减轻。扩张型心肌病等表现为左、右心室同时衰竭者，肺淤血症往往不很严重，左心衰的表现主要为心排血量减少的相关症状和体征。

4.心功能分级按心功能状况给以分级，可大体上判断病情严重程度，对治疗措施的选择、劳动力的评定、预后的判断等有实用价值。目前通用的是1928年纽约心脏病学会（NYHA）提出的一项分级方案，主要是根据患者的自觉活动能力划分为四级，Ⅰ级：患者患有心脏病但体力活动不受限制。平时一般活动不引起疲乏、心悸、呼吸困难、心绞痛等症状；Ⅱ级：体力活动轻度受限。休息时无自觉症状，但平时一般的活动可出现上述症状，休息后很快缓解；Ⅲ级：体力活动明显受限。休息时无症状，平时一般的活动即可出现上述症状，休息较长时间后症状方可缓解；Ⅳ级：不能从事任何体力活动。休息时亦有心衰的症状，体力活动后加重。

【护理措施】

1.休息与活动

（1）保持环境安静、舒适，空气流通，限制探视；安慰、鼓励患者，帮助树立战胜疾病的信心，家属应给予积极的支持，以利于患者情绪稳定。急性期让患者取半卧位或端坐位安静休息，限制活动量。

（2）制订活动目标与计划，根据患者心功能分级决定活动量，告诉患者体力和精神休息可减轻心脏负荷，利于心功能的恢复。督促患者坚持动静结合，循序渐进增加活动量：

Ⅰ级：不限制一般的体力活动，积极参加体育锻炼，但应增加睡眠时间，避免剧烈运动和重体力劳动。

Ⅱ级：适当限制体力活动，增加午睡时间，强调下午多休息，可不影响轻体力工作和家务劳动。

Ⅲ级：严格限制一般的体力活动，每天有充分的休息时间，但日常生活可以自理或在他人协助下自理。

Ⅳ级：绝对卧床休息，取舒适体位，生活由他人照顾。可在床上做肢体被动运动，轻微的屈伸运动和翻身，逐步过渡到坐床边或下床活动。当病情好转后，应尽早做适量的活动，避免长期卧床，因为长期卧床易导致静脉血栓形成、坠积性肺炎、便秘、压疮、直立性低血压等的发生。

（3）活动过程中注意患者有呼吸困难、胸痛、心悸、疲劳等不适时应停止活动，并以此作为限制最大活动量的指征。活动量应根据心功能情况循序渐进，避免过度活动诱发心律失常。

2.饮食护理

（1）限制水钠摄入适当控制液体摄入量，限制钠盐摄入，每日食盐摄入量少于5g，服用利尿剂者可适当增加。告诉患者及家属低盐饮食的重要性并督促其执行。限制含钠量高的食品如腌制品、海产品、发酵面食、罐头、味精、啤酒、碳酸饮料等，可用糖、醋、蒜调味以增进食欲。

（2）补充营养给予高蛋白质、高维生素的易消化清淡饮食，改善患者营养状况。限制总热量的摄入，少量多餐，避免过饱；勿用力大便，必要时使用缓泻剂。

3.吸氧，根据缺氧的轻重程度调节氧流量。

4.病情观察：注意观察体温、脉搏、呼吸血压的变化，注意心力衰竭的早期表现，有无头晕、乏力、嗜睡、晕厥等情况；注意观察水肿的消长情况，每日测量体重，准确记录出入量，并将其重要性告诉患者及家属，取得配合。注意呼吸困难的程度、发绀情况、肺部啰音的变化、血气分析和血氧饱和度等，以判断药物疗效和病情进展。

5.用药护理

（1）使用血管扩张剂的护理：如硝酸酯制剂可致头痛、面红、心动过速、血压下降等不良反应，尤其是硝酸甘油静滴时应严格掌握滴速，监测血压；ACE抑制剂的不良反应有直立性低血压、皮炎、蛋白尿、咳嗽、间质性肺炎等，此外ACE抑制剂有较强的保钾作用，与不同类型的利尿剂合用时应特别注意。

（2）使用利尿剂的护理：注意观察水肿消退情况，呼吸困难是否改善，严格记录出入量。遵医嘱正确使用利尿剂，并注意观察和预防药物不良反应。如袢利尿剂和噻嗪类利尿剂最主要的不良反应是低钾血症，从而诱发心律失常或洋地黄中毒。应注意监测血钾及有无乏力、腹胀、肠鸣音减弱等低钾血症的表现。同时多补充含钾丰富的食物，如深色蔬菜、瓜果、红枣、菇类、豆类等，必要时遵医嘱补充钾盐。口服补钾宜在饭后或将水剂与果汁同饮，以减轻胃肠道不适；静脉补钾时每500 mL液体中氯化钾含量不宜超过1.5g。噻嗪类的其他不良反应还有胃部不适、呕吐、腹泻、高血糖、高尿酸血症等。氨苯蝶啶的不良反应有胃肠道反应、嗜睡、乏力、皮疹，长期用药可产生高钾血症，尤其是伴肾功能减退、少尿或无尿者应慎用。螺内酯毒性甚小，可有嗜睡、运动失调、男性乳房发育、面部多毛等不良反应，肾功能不全及高钾血症者禁用。另外，非紧急情况下，利尿剂的应用时间选择早晨或日间为宜，避免夜间排尿过频而影响患者的休息。

（3）使用洋地黄的注意事项：①洋地黄用量个体差异很大，老年人、心肌缺血缺氧如冠心病、重度心力衰竭、低钾、低镁血症、肾功能减退等情况对洋地黄较敏感，使用时应严密观察患者用药后反应；②注意不与奎尼丁、普罗帕酮（普罗帕酮）、维拉帕米（维拉帕米）、钙剂、胺碘酮等药物合用，以免增加药物毒性；③必要时监测血清地高辛浓度；④严格按医嘱给药，教会患者服地高辛时应自测脉搏，当脉搏小于60次/分或节律不规则应暂停服药并告诉医师；⑤用毛花苷丙或毒毛花苷K时务必稀释后缓慢静注，并同时监测心率、心律及心电图变化；⑥密切观察洋地黄毒性反应洋地黄中毒最重要的反应是各类心律失常，最常见者为室性期前收缩，多呈二联律或三联律，其他如房性期前收缩、交界性心动过速、心房颤动、房室传导阻滞等。用维持量法给药时，胃肠道反应可有食欲不振、恶心、呕吐。神经系统症状较少见。

（4）洋地黄中毒的处理：①立即停用洋地黄制剂；②补充钾盐，可口服或静脉补充氯化钾，停用排钾利尿剂；③纠正心律失常，快速性心律失常首选苯妥英钠或利多卡因，有传导阻滞及缓慢性心律失常者可用阿托品静注或安置临时起搏器。

第四节 心肌梗死患者的护理

【概述】

心肌梗死（myocardial infarction）是指心肌缺血性坏死。因冠状动脉供血急剧减少或中断，使相应的心肌严重而持久地缺血缺氧导致心肌坏死。临床上表现为持久的胸骨后剧烈疼痛、发热、白细胞计数和心肌酶增高、心电图进行性改变；可发生心律失常、休克或心力衰竭，属冠心病的严重类型。本病男性多于女性，男女比例约为2.5：1。40岁以上占绝大多数。冬春两季发病较多，北方地区较南方地区为多。其发病的危险因素有原发性高血压、高脂血症、糖尿病、吸烟等。

【临床表现】

与心肌梗死面积的大小、部位、侧支循环情况密切相关。

1.先兆有50%～81.2%的患者在起病前数日或数周有乏力、胸部不适、活动时心悸、气急、烦躁等前驱症状，其中以初发型心绞痛或恶化型心绞痛最为突出。心绞痛发作较以往频繁，程度重，时间较长，硝酸甘油容易产生耐药性，诱发因素不明显。心电图呈现明显缺血性改变。及时处理先兆症状，可使部分患者避免发生心肌梗死。

2.症状

（1）疼痛为最早出现的最突出的症状。其性质和部位与心绞痛相似，但多无明显诱因，且程度更剧烈，常呈难以忍受的压榨、窒息或烧灼样，伴有大汗、烦躁不安、恐惧及濒死感，持续时间可长达数小时或数天，服硝酸甘油无效。部分患者疼痛可向上腹部、下颌、颈部、背部放射而被误诊。少数急性心肌梗死患者可无疼痛，一开始即表现为休克或急性心力衰竭。

（2）全身症状，有发热，体温可升高至38℃左右，持续约1周。伴心动过速或过缓。

（3）胃肠道症状，疼痛剧烈时常伴恶心、呕吐和上腹胀痛。

（4）心律失常见于75%～95%的患者，多发生在起病1～2周内，尤以24h内最多见。各种心律失常中以室性心律失常为主，尤其是室性期前收缩。频发的、成对出现的、多源性或呈R-on-T现象的室性期前收缩以及短阵室性心动过速常为心室颤动的先兆。下壁梗死易发生房室传导阻滞。

（5）休克主要为心源性休克。休克多在起病后数小时至1周内发生，发生率为20%左右。患者表现为面色苍白、皮肤湿冷、脉细而快、大汗淋漓、烦躁不安、尿量减少，严重者可出现昏迷。近年来由于早期采用冠状动脉再通的措施，使心肌坏死的面积及时缩小，从而使休克的发生率大幅度下降。

（6）心力衰竭主要为急性左心衰竭，可在起病最初几天内发生，或在梗死演变期出现。其发生率为32%～48%。患者表现为呼吸困难、咳嗽、烦躁、发绀等，重者出现肺水肿，随后可发生颈静脉怒张、肝大、水肿等右心衰体征。右心室心肌梗死者可一开始即出现右心衰竭表现，伴血压下降。

3.体征

（1）心脏体征：心脏浊音界可正常或轻至中度增大。心率多增快，也可减慢；心律不齐；心尖部第一心音减弱，可闻及第四心音奔马律；部分患者在心前区可闻及收缩期杂音或喀喇音，为二尖瓣乳头肌功能失调或断裂所致；亦有部分患者在起病2～3d出现心包摩擦音，为反应性纤维化心包炎所致。

（2）血压：除急性心肌梗死早期血压可增高外，几乎所有患者都有血压降低。

（3）其他：当伴有心律失常、休克、心力衰竭时可出现相应的体征。

4.并发症

（1）乳头肌功能失调或断裂二尖瓣乳头肌因缺血、坏死等使收缩功能发生障碍，造成二尖瓣脱垂及关闭不全。轻者可以恢复，重者可严重损害左心功能致使发生急性左心衰竭，最终导致死亡。

（2）心脏破裂较少见，常在起病1周内出现。

（3）栓塞见于起病后1～2周，如为左心室附壁血栓脱落所致，则引起脑、肾、脾或四肢等动脉栓塞。由下肢静脉血栓脱落所致，则产生肺动脉栓塞。

（4）心室壁瘤或称室壁瘤，主要见于左心室，发生率为50%～20%。较大的室壁瘤体检时可有左侧心界扩大，心脏搏动较广泛。心电图示ST段持续抬高。室壁瘤可导致左心衰竭、心律失常、栓塞等。

5.心肌梗死后综合征发生率约10%。于心肌梗死后数周至数月内出现，表现为心包炎、胸膜炎或肺炎，有发热、胸痛等症状，可能为机体对坏死物质的过敏反应。

【护理措施】

1.休息与活动

（1）休息急性期应绝对卧床休息，保持环境安静，限制探视人员，减少干扰。急性期卧床休息可减轻心脏负荷，减少心肌氧耗量，缩小梗死范围，有利于心功能的恢复；病情稳定后逐渐增加活动量可促进侧支循环的形成，提高活动耐力，防止深静脉血栓形成、便秘、肺部感染等并发症。

（2）活动是一个渐进的过程，既不能过度活动，也不能因担心病情而不活动。根据病情和患者活动过程中的反应，逐渐增加活动量、活动持续时间和次数。若有并发症，则应适当延长卧床时间。

第1周内：前3天绝对卧床休息，可进行腹式呼吸、擦脸、关节被动运动。协助做好口腔、饮食、卫生、大小便护理等。第4日起可进行关节主动运动，座位洗漱、进餐，床上静坐，床边使用坐便器。开始起坐时动作应缓慢，防止直立性低血压。

第2周：坐椅子上就餐、洗漱等，由坐床边、床边站立逐步过渡到床边步行、病室内行走、室外走廊散步，做医疗体操。

第3周：在帮助下洗澡、上厕所，试着上下一层楼梯。

第4周起：若病情稳定，体力增进，可考虑出院，或考虑行冠状动脉造影检查，进一步行PTCA及支架治疗或冠脉搭桥术。开始进行康复训练时，必须在医务人员监测下进行，最好有心电监护。运动以不引起任何不适为度，心率增加10～20次/min为正常反应，运动时心率增加小于10次/min可加大运动量，进入高一阶段的训练。若运动时心率增加超过20次/min，收缩压降低超过15mmHg，出现心律失常或心电图ST段缺血型（下降0.1mV或上升0.2mV），则应退回到前一运动水平，若仍不能纠正，应停止活动。

2.给氧 间断或持续高流量吸氧，以增加心肌细胞氧气的供应。

3.保持大便通畅

（1）注意观察患者排便次数、性状、排便难易程度，平时有无习惯性便秘，是否已服通便药物，是否适应床上排便等。向患者解释床上排便对控制病情的重要意义。指导患者不要因怕弄脏床单而不敢床上排便，或因为怕床上排便而不敢进食，从而加重便秘的危险。患者排便时应提供隐蔽条件，如屏风遮挡。

（2）指导患者采取通便措施。如进食清淡易消化含纤维素丰富的食物；每日清晨给予蜂蜜20mL加适量温开水同饮；适当腹部按摩（按顺时针方向）以促进肠蠕动；遵医嘱给予通便药物如麻仁丸、果导等。嘱患者勿用力排便，病情允许时，尽量使用床边坐便器，必要时含服硝酸甘油，使用开塞露。

4.准确应用止痛剂 遵医嘱给予吗啡或哌替啶止痛，给予硝酸甘油或硝酸异山梨酯，烦躁不安者可肌注地西泮，并及时询问患者疼痛及其伴随症状的变化情况，注意有无呼吸抑制、脉搏加快等不良反应，随时监测血压的变化。

5.溶栓治疗的护理 迅速建立两条静脉通道，保持输液通畅。心肌梗死不足6h的患者，可遵医嘱给予溶栓治疗。其护理包括：询问患者是否有脑血管病、活动性出血、消化性溃疡、近期大手术或外伤病史等溶栓禁忌证；溶栓前先检查血常规、血小板、出凝血时间和血型，配血备用；准确、迅速地配制并输注溶栓药物；观察患者用药后有无寒战、发热、皮疹等过敏反应，是否发生皮肤、黏膜及内脏出血等不良反应，一旦出血严重应立即中止治疗，紧急处理。使用溶栓药物后，应定时描记心电图、抽血查心肌酶，询问患者胸痛有无缓解。判断溶栓是否成功的指征如下。

（1）胸痛2h内基本消失。

（2）心电图抬高的ST段于2h内回降大于50%。

（3）2h内出现再灌注性心律失常。

（4）血清CK-MB酶峰值提前出现（14h以内），或根据冠状动脉造影直接判断冠脉是否再通。

【心理护理】

当患者胸痛剧烈时应尽量保持有一名护士陪伴在患者身旁，允许患者表达出内心的感受，接受患者的行为反应，如呻吟、易激怒等。同情、安慰患者，耐心向患者介绍CCU的环境、监护仪的作用等，帮助患者树立战胜疾病的信心。解释不良情绪会增加心脏负荷和心肌耗氧量，不利于病情的控制。医护人员应以一种紧张但有条不紊的方式进行工作，避免慌张、忙乱，以免患者产生不信任感和不安全感。更不要在患者面前讨论其病情。注意观察病情变化，预防并发症的发生。急性期持续心电监护，发现频发室性期前收缩，多源性的、成对的、呈R-on-T现象的室性期前收缩或严重的房室传导阻滞时，应立即通知医师，遵医嘱使用利多卡因等药物，警惕室颤或心脏停搏的发生。监测电解质和酸碱平衡状况，因电解质紊乱或酸碱平衡失调时更容易并发心律失常。准备好急救药物和抢救设备如除颤器、起搏器等，随时准备抢救。急性心肌梗死患者在起病最初几天内甚至在梗死演变期可发生心力衰竭，特别是左心衰竭。应严密观察患者有无呼吸困难、咳嗽、咳痰、尿少等表现，听诊肺部有无湿啰音；避免情绪烦躁；饱餐、用力排便等可加重心脏负担的因素，一旦发生，立即按心力衰竭进行处理。

第三章　神经系统疾病患者的护理

第一节　急性脊髓炎患者的护理

【概述】

急性脊髓炎（acute myelitis）为急性非特异性局限于数个节段的脊髓炎症。常在感染后或疫苗接种后患病，表现为病变水平以下肢体运动障碍，各种感觉缺失以及自主神经功能障碍。当病变迅速上升波及高颈段脊髓或延髓时，称为上升性脊髓炎；若脊髓内有两个以上散在病灶，称为播散性脊髓炎。

【临床表现】

任何年龄均可发病，以青壮年多见，无性别差异，一年四季散在发病。病前1～2周多有上呼吸道感染、腹泻等症状，或有疫苗接种史。受凉、过劳、外伤等常为发病诱因。起病较急，多数患者在2～3日内、部分患者在1周内症状发展至高峰。双下肢麻木、无力为首发症状。由于受累脊髓的肿胀和脊膜受牵拉，常出现病变部位有背痛、病变节段束带感。典型的临床表现为病变以下肢体瘫痪、感觉缺失和括约肌功能障碍。严重者多出现断联休克（脊髓休克），即瘫痪肢体肌张力降低，腱反射消失，病理反射引不出，尿潴留等。也可有其他自主神经功能障碍，如多汗或少汗，皮肤营养障碍等。休克期一般为2～4周，并发肺炎、泌尿系感染或压疮者，可延长至数月。若无并发症，可2周后进入恢复期，表现为瘫痪肢体肌张力增高，腱反射亢进，病理反射出现。肌力恢复常自远端开始，感觉障碍的平面逐渐下降。上升性脊髓炎起病急，病情发展迅速，可出现吞咽困难，构音障碍，呼吸肌麻痹，甚至死亡。

【护理措施】

1.饮食护理　给予高蛋白质、高维生素且易消化的饮食，供给足够的热量与水分，多吃蔬菜、水果，以刺激肠蠕动，减轻便秘和肠胀气。

2.预防并发症　保持肢体功能位置，并辅以理疗、针灸、按摩等，防止关节变形和肌肉萎缩；全身温水擦拭，每2～3h翻身一次，保持床单整洁干燥，避免皮肤的机械性刺激和骨突处受压，防止褥疮发生；鼓励咳嗽和深呼吸，协助饭后漱口，保持口腔清洁，预防口腔和肺部感染。

3.病情监测　评估患者运动和感觉障碍的平面是否上升；观察患者是否存在呼吸费力、吞咽困难和发音障碍；注意有无药物治疗所致不良反应。

4.心理护理　患者常因突然瘫痪、生活不能自理而感到沮丧，因担心自己能否重新站起来，能否回归社会继续工作，害怕自己成为家庭的包袱，产生出不良情绪。护士应善于观察患者的心理反应，关心、体贴、尊重患者，多与他们交谈，倾听他们的感受，帮助他们了解本病的治疗、护理及预后等相关知识，肯定和鼓励他们的每一点进步，使他们获得成功感，增强战胜疾病的信心。

5.康复护理　与患者及家属共同制定康复训练计划；提供必要的康复器械和安全防护设施；指导患者早期进行肢体的被动与主动运动；评估患者日常生活活动的依赖程度，鼓励循序渐进、持之以恒的肢体功能锻炼，促进早日康复。

6.急性脊髓炎的患者早期脊髓休克，常出现尿潴留进入恢复期后感觉障碍平面逐渐下降，膀胱容量开始缩小，尿液充盈到300～400 mL时即自动排尿；护士应观察排尿的方式、次数与量，了解膀胱是否膨隆，区分是尿潴留还是充溢性尿失禁。对于排尿困难的患者可给予膀胱区按摩、热敷或行针灸、穴位封闭等治疗，促使膀胱肌收缩；充溢性尿失禁的患者要保持床单整洁、干燥，勤换、勤洗，保护会阴部和臀部皮肤免受尿液刺激，必要时行体外接尿或留置导尿管。留置尿管的患者要防止上行感染；严格无菌操作；定期更换尿管和接尿袋；每天进行尿道口的清洗和消毒；观察尿的颜色、性质与量；注意有无血尿、脓尿或结晶尿；每3～4小时开放尿管一次，以训练膀胱排尿功能；鼓励患者多喝水，2500～3000 mL / d，以稀释尿液，促进代谢产物的排泄。

第二节　短暂性脑缺血发作患者的护理

【概述】

短暂脑缺血发作（transient ischemic attack，TIA）是指颅内血管病变引起的一过性或短暂性、局灶性脑或视网膜功能障碍，症状一般持续10～15min，多在1h内恢复，最长不超过24 h，可反复发作，不留神经功能缺损的症状和体征。

【临床表现】

1.短暂脑缺血发作好发于老年人，男性多于女性。

2.临床特征

（1）突然发作。

（2）历时短暂，一般持续10～15 min，多在1 h内恢复，最长不超过24 h。

（3）局灶性脑或视网膜功能障碍的症状。

（4）完全恢复，不留神经功能缺损体征。

（5）常有反复发作的病史。

3.TIA的症状取决于受累血管的分布。

（1）颈动脉系统：TIA常表现为单眼或大脑半球症状。视觉症状表现为一过性黑蒙、雾视、视野中有黑点等，大脑半球症状多为一侧面部或肢体的无力或麻木。一过性单眼盲是颈内动脉分支眼动脉缺血的特征性症状，优势半球缺血时可有失语。

（2）椎–基底动脉系统：TIA通常表现为眩晕、头晕、构音障碍、发作性跌倒、共济失调、复视、眼球震颤、交叉性运动或感觉障碍、偏盲或双侧视力障碍。一侧脑神经麻痹，对侧肢体瘫痪或者感觉障碍为椎–基底动脉系统TIA的典型表现。

【护理措施】

1.安全护理　无论颈内动脉系统TIA还是唯一基底动脉系统TIA，发作时患者因为一过性失明或眩晕，容易跌倒和受伤，应指导患者合理休息与运动，并采取适当的防护措施。发作时卧床休息，注意枕头不宜太高（以抬高15°～20°为宜），以免影响头部的血液供应；仰头或头部转动时应缓慢、动作轻柔，转动幅度不要太大，防止因颈部活动过度或过急导致发作而跌伤。频繁发作的患者应避免重体力劳动，必要时如厕、沐浴以及外出活动时应有家人陪伴。

2.运动指导　规律的体育锻炼可以改善心脏功能、增加脑血流量、改善微循环，也可以降低已升高的血压，控制血糖水平和降低体重。因此，应鼓励患者增加及保持适当的体育运动，如散步、慢跑、踩脚踏车等，指导患者注意运动量和运动方式，选择适合个体的文体活动，做到劳逸结合。

3.用药护理　患者遵医嘱正确服药，不能随意更改、终止或自行购药服用。告知患者药物的作用机制、不良反应观察及用药注意事项。如肝素抗凝治疗时可出现皮肤出血点及青紫斑，个别患者甚至可诱发消化道出血，应密切观察有无出血倾向；使用阿司匹林、氯吡格雷或奥扎格雷等抗血小板聚集剂治疗时，可出现食欲不振、皮疹或白细胞减少等不良反应，发现异常情况应及时报告医生处理。

4.病情观察　频繁发作的患者应注意观察和记录每次发作的持续时间、间隔时间和伴随症状，观察患者肢体无力或麻木是否减轻或加重，有无头痛、头晕或其他脑功能受损的表现，警惕完全性缺血性脑卒中的发生。

第三节　脑梗死患者的护理

脑梗死又称缺血性脑卒中。包括脑血栓形成、腔隙性梗死和脑栓塞等，是指因脑部血液循环障碍，缺血、缺氧所致的局限性脑组织的缺血性坏死或软化。引起脑梗死的主要原因是供应脑部血液的颅内或颅外动脉发生闭塞性病变而未能得到及时、充分的侧支循环供血，使局部脑组织发生缺血、缺氧现象所致。脑梗死发病率为110／10万，占全部脑卒中的60%～80%。临床上最常见的有脑血栓形成和脑栓塞。

一、脑血栓形成患者的护理

【概述】

脑血栓形成是脑血管疾病中最常见的一种。指颅内外供应脑组织的动脉血管壁发生病理改变，血管腔变狭窄或在此基础上形成血栓，造成脑局部急性血流中断，脑组织缺血、缺氧、软化坏死，出现相应的神经系统症状与体征，常出现偏瘫、失语。

【临床表现】

1.本病好发于中老年人，多见于50～60岁以上的动脉硬化者，且多伴有高血压、冠心病或糖尿病；年轻发病者以各种原因的脑动脉炎为多见，男性稍多于女性。

2.通常患者可有某些未引起注意的前驱症状，如头晕、头痛等；部分患者发病前曾有TIA史。

3.多数患者在安静休息时发病，不少患者在睡眠中发生，次晨被发现不能说话，一侧肢体瘫痪。病情多在几小时或几天内发展达到高峰，也可为症状进行性加重或波动。多数患者意识清楚，少数患者可有不同程度的意识障碍，持续时间较短。神经系统体征主要决定于脑血管闭塞的部位及梗死的范围，常见为局灶性神经功能缺损的表现如失语、偏瘫、偏身感觉障碍等。

4.临床分型　根据梗死的部位不同可分为前循环梗死、后循环梗死和腔隙性梗死；根据起病形式可分为以下几种。

（1）可逆性缺血性神经功能缺失此型患者的症状和体征持续时间超过24h，但在1～3周内完全恢复，不留任何后遗症。可能是缺血未导致不可逆的神经细胞损害，侧支循环迅速而充分地代偿，发生的血栓不牢固，伴发的血管痉挛及时解除等。

（2）完全型起病6h内病情达高峰，为完全性偏瘫，病情重，甚至出现昏迷，多见于血栓栓塞。

（3）进展型局灶性脑缺血症状逐渐进展，阶梯式加重，可持续6h至数日。临床症状因血栓形成的部位不同而出现相应动脉支配区的神经功能障碍。可出现对侧偏瘫、偏身感觉障碍、失语等，严重者可引起颅内压增高、昏迷、死亡。

（4）缓慢进展型患者症状在起病2周以后仍逐渐发展。多见于颈内动脉颅外段血栓形成，但颅内动脉逆行性血栓形成亦可见。多与全身或局部因素所致的脑灌流减少有关。此型病例应与颅内肿瘤、硬膜下血肿相鉴别。

【护理措施】

1.心理护理　脑卒中后因为大脑左前半球受损可以导致抑郁，加之由于沟通障碍，肢体功能恢复的过程很长，速度较慢，日常生活依赖他人照顾等原因，如果缺少家庭和社会支持，患者发生焦虑、抑郁的可能性会加大，而焦虑与抑郁情绪阻碍了患者的有效康复，从而严重影响患者的生活质量，因此应重视患者精神情绪变化的监控，提高对抑郁、焦虑状态的认识，及时发现患者的心理问题，进行针对性心理治疗（解释、安慰、鼓励、保证等），以消除患者思想顾虑，稳定情绪，增强战胜疾病的信心。

2.饮食护理　鼓励能吞咽的患者进食，每天总热量在6300kJ（1500kcal）左右。进食高蛋白质、高维生素的食物，选择软饭、半流质或糊状、胨状的黏稠食物，避免粗糙、干硬、辛辣等刺激性食物。少量多餐；给患者提供充足的进餐时间，以利充分咀嚼；如有食物滞留口内，鼓励患者用舌的运动将食物后送以利吞咽；进食后应保持坐立位30～60min，防止食物反流。患者吞咽困难、不能进食时给予营养支持，遵医嘱胃管鼻饲，并做好留置胃管的护理。

3.防止窒息　进食前应注意休息，因为疲劳有可能增加误吸的危险；注意保持进餐环境的安静、舒适，告诉患者进餐时不要讲话，减少进餐时环境中分散注意力的干扰因素，如关闭电视、收音机，停止护理活动等；水、茶等稀薄液体最容易导致误吸，吞咽困难的患者不能使用吸水管，因为吸水管饮水需要比较复杂的口腔肌肉功能，如果用杯子饮水，杯中的水至少应保留半杯，因为水过少时，患者需要低头饮水的体位会增加误吸的危险；床旁备吸引装置，如果患者呛咳、误吸或呕吐，应立即让患者取头侧位，及时清理口鼻分泌物和呕吐物，保持呼吸道通畅，预防窒息和吸入性肺炎。

4.用药护理 脑血栓患者常联合应用溶栓、抗凝、血管扩张药及脑代谢活化剂等治疗，护士应耐心解释各类药物的作用、不良反应及使用注意事项，指导患者遵医嘱正确用药。

（1）使用溶栓抗凝药物应严格把握药物剂量，密切观察意识和血压变化，定期进行神经功能评估，监测出凝血时间、凝血酶原时间，观察有无皮肤及消化道出血倾向，如黑便、牙龈出血、皮肤青紫淤斑等。如果患者出现严重的头痛、急性血压增高、恶心或呕吐，应考虑是否并发颅内出血，立即停用溶栓、抗凝药物，协助紧急头颅CT检查。同时还要观察有无栓子脱落引起的小栓塞，如肠系膜上动脉栓塞可引起腹痛，下肢静脉栓塞时可出现皮肤肿胀、发红及肢体疼痛、功能障碍，发现异常应及时报告医生处理。

（2）使用扩血管药尤其是尼莫地平等钙通道阻滞剂时，因能产生明显的扩血管作用，松弛血管平滑肌，使脑血流量增加，可导致患者头部胀痛、颜面部发红、血压降低等，应监测血压变化、减慢输液滴速（一般小于每分钟30滴），指导患者和家属不要随意自行调节输液速度，出现上述症状应及时报告医护人员。

（3）使用低分子葡萄糖酐改善微循环治疗时，可出现发热、皮疹甚至过敏性休克，应密切观察。

【健康教育】

1.疾病知识和康复指导 应指导患者和家属了解本病的基本病因、主要危险因素和危害，告知本病的早期症状和就诊时机。掌握本病的康复治疗知识与自我护理方法，帮助分析和消除不利于疾病康复的因素，落实康复计划。偏瘫康复和语言康复都需要较长的时间，致残率较高，而且容易复发。应鼓励患者树立信心，克服急于求成心理，循序渐进，坚持锻炼。康复过程中应经常和康复治疗师联系，以便及时调整训练方案。家属应关心体贴患者，给予精神支持和生活照顾，但要避免患者养成依赖心理，鼓励和督促患者坚持锻炼，增强自我照顾的能力。

2.合理饮食　指导进食高蛋白质、低盐、低脂、低热量的清淡饮食，改变不良饮食习惯，多吃新鲜蔬菜、水果、谷类、鱼类和豆类，使能量的摄入和需要达到平衡，戒烟、限酒。

3.日常生活指导

（1）改变不良生活方式，适当运动（如慢跑、散步等，每天30min以上），合理休息和娱乐，多参加朋友聚会和一些有益的社会活动，日常生活不要依赖家人，尽量做力所能及的家务等。

（2）患者起床、起坐或低头系鞋带等体位变换时动作宜缓慢，转头不宜过猛过急，洗澡时间不宜过长，平日外出时有人陪伴，防止跌倒。

（3）气候变化时注意保暖，防止感冒。

4.预防复发　遵医嘱正确服用降压、降糖和降脂药物；定期门诊检查，动态了解血压、血糖、血脂变化和心脏功能情况；预防并发症和脑卒中复发。当患者出现头晕、头痛、一侧肢体麻木无力、讲话吐词不清或进食呛咳、发热、外伤时，家属应及时协助就诊。

二、脑栓塞患者的护理

【概述】

脑栓塞是由各种栓子（血流中异常的固体、液体、气体）沿血液循环进入脑动脉，引起急性血流中断而出现相应供血区脑组织缺血、坏死及脑功能障碍。据我国6城市调查表明，脑栓塞的患病率为13／10万，年发病率为6／10万。只要产生栓子的病因不消除，脑栓塞就有复发的可能。2／3的复发发生在第1次发病后的1年之内。

【临床表现】

1.任何年龄均可发病，风湿性心脏病引起者以中青年为多，冠心病及大动脉病变引起者以中老年居多。

2.通常发病无明显诱因，安静与活动时均可发病，以活动中发病多见。起病急骤是本病的主要特征。在数秒钟或很短的时间内症状发展至高峰。多属完全性卒中，个别患者可在数天内呈阶梯式进行性恶化，为反复栓塞所致。

3.常见的临床症状为局限性抽搐、偏盲、偏瘫、偏身感觉障碍、失语等，意识障碍常较轻且很快恢复。严重者可引起昏迷、全身抽搐，可因脑水肿或颅内压增高，继发脑疝而死亡。

【护理措施】

同“脑血栓形成”。

第四节　脑出血患者的护理

【概述】

脑出血（cerebral hemorrhage）是指非外伤性脑实质内的出血。据我国六城市的调查，脑出血的患病率为112/10万，年发病率为81/10万。高血压性脑出血以50岁以上的高血压患者最多见。由于高血压发病有年轻化趋势，因此脑出血也可能有年轻化倾向。脑出血为高病死率和高致残率的疾病。

【临床表现】

发病前常无先兆，少数有头昏、头痛、肢体麻木和口齿不清等前驱症状。多在情绪紧张、兴奋、排便、用力时发病，少数在静态发病，气候变化剧烈时发病较多。起病突然，往往在数分钟至数小时内病情发展至高峰。急性期多表现为突然头痛、呕吐、偏瘫、失语、意识障碍、大小便失禁等。呼吸深沉带有鼾声，重者则呈潮式呼吸或不规则呼吸。深昏迷时四肢呈弛缓状态，局灶性神经体征不易确定，此时需与其他原因引起的昏迷相鉴别。若昏迷不深，查体时可能发现轻度脑膜刺激征状以及局灶性神经受损体征。由于出血的部位不同，临床表现各异，现分述如下。

1.壳核出血最常见，占脑出血的60%～65%。壳核出血最常累及内囊而出现偏瘫（92%）、偏身感觉障碍（42%）及偏盲，优势半球出血可有失语。出血量小（低于30mL）时，临床症状轻，预后较好；出血量较大（多于30mL）时，临床症状重，可出现意识障碍和占位效应，也可引起脑疝，破坏丘脑下部及脑干，出现相应症状，甚至死亡。

2.丘脑出血　占脑出血的15%～24%。有些患者出现对侧偏身感觉障碍，内侧后肢的视神经受累时可引起对侧同向偏盲，优势半球可发生失语，非优势半球损害可出现自身疾病认识不能或对侧忽视。出血可压迫中脑顶盖，产生双眼上视麻痹而固定向下注，瞳孔缩小，对光反射消失，这与脑桥出血时瞳孔缩小对光反射存在不同。出血进入第三脑室可堵塞中脑导水管而产生脑积水。

3.尾状核出血较少见，占脑出血的1.5%～8%，为大脑前、中动脉深部的脑室旁穿通支的破裂。发病突然，有头痛、呕吐、颈项强直、行为异常、精神错乱、短时记忆丧失、貌似蛛网膜下腔出血。血液可注入侧脑室前角。预后良好，无严重神经功能缺失。

4.脑叶出血又称皮质下白质出血，应用CT以后发现脑叶出血并不少见，约占脑出血的15%。年轻人多由血管畸形（包括隐匿性血管畸形）、淀粉样血管病等引起，老年人常见于高血压动脉硬化。脑叶出血的部位以顶叶多见，以后依次为颞、枕、额叶，40%为跨叶出血。临床症状大致可分为以下3类。

（1）无瘫痪及躯体感觉障碍约占25%，出现头痛、呕吐、脑膜刺激征及血性脑脊液，应与蛛网膜下腔出血鉴别。仔细检查可发现偏盲及象限盲，各类不全失语、强握、摸索以及精神异常等症状。

（2）有瘫痪和（或）躯体感觉障碍约占65%，出血多位于颞、顶区。

（3）发病后立即昏迷约占10%，见于出血量大时。脑叶出血多数预后良好，病死率约为10%。

5.脑桥出血占脑出血的10%左右，常突然发病，剧烈头痛、头昏、复视、呕吐，一侧面部麻木等。出血常先从一侧开始，表现为交叉性瘫痪，头和眼转向非出血侧，呈“凝视瘫肢”状。脑桥出血多迅速波及两侧，出现双侧面部和肢体瘫痪。双侧病理反射阳性，头和双眼回到正中位置，两侧瞳孔极度缩小，对光反射存在。由于破坏了联系丘脑下部调节体温的纤维而出现中枢性高热，同时呼吸不规则，病情常迅速恶化，多数在24～48h内死亡。

6.小脑出血约占脑出血的10%，多见于一侧半球，尤以齿状核处出血多见。常开始为一侧枕部的疼痛、眩晕、呕吐、病侧肢体共济失调，可有颅神经麻痹、眼球震颤、两眼向病变对侧同向凝视，可无肢体瘫痪。由于临床表现并不具备明确特征，诊断存在一定困难。凡高血压患者突起一侧后枕部剧痛、呕吐、严重眩晕、凝视麻痹、意识障碍逐渐加重、无明显瘫痪者须考虑脑出血的可能，头部CT检查可明确诊断。

7.脑室出血，原发性脑室出血是脑室侧壁脉络丛或室管膜血管破裂出血流入脑室，并不涉及邻近的脑组织。以前认为这种情况罕见，CT应用于临床后发现其占脑出血的3%～5%。继发性脑室出血多由于丘脑出血后破入侧脑室，以致血液充满整个脑室和蛛网膜下腔系统。小脑出血和脑桥出血也可破入到第四脑室，这种情况非常严重。原发性脑室出血发病急骤，头痛、立即昏迷，迅速出现下丘脑及脑干症状。当出血量大，出现四肢阵发性强直性痉挛、去脑强直、高热、呼吸不规则、脉搏与血压不稳定时，病情凶险，多迅速死亡。若出血量小，仅部分脑室有血，意识清楚或仅有轻度障碍，酷似蛛网膜下腔出血，预后良好，可以完全恢复正常。

【护理措施】

1.意识障碍的护理

（1）休息与安全急性期绝对卧床休息，抬高床头15°～30°，以减轻脑水肿；谵妄、躁动患者加床栏，适当约束；环境安全，严格限制探视，避免各种刺激，各项治疗护理操作应集中进行。

（2）生活护理给予高蛋白质、高维生素的清淡饮食；发病3天后神志仍不清楚、不能由口进食者，应予鼻饲流质；定时翻身、拍背，保持床单整洁、干燥；协助做好口腔护理、皮肤护理和大小便护理；保持肢体功能位置。

（3）保持呼吸道通畅及时吸氧。

（4）病情监测严密观察病情变化，定时测量体温、脉搏、呼吸、血压、神志、瞳孔并详细记录；使用脱水降颅压药物时注意监测尿量与电解质的变化。注意观察有无脑疝的先兆症状：严密观察患者有无剧烈头痛、喷射性呕吐、躁动不安、血压升高、脉搏减慢、呼吸不规则、一侧瞳孔散大、意识障碍加重等脑疝的先兆表现，一旦出现，应立即报告医生，及时抢救。迅速给予吸氧和建立静脉通路，遵医嘱给予快速脱水、降颅压药物，如使用甘露醇应在15～30 min内滴完；立即清除呕吐物和口鼻分泌物，防止舌根后坠，头偏向一侧，保持呼吸道通畅，防止窒息；备好气管切开包，气管插管和脑室穿刺引流包。

2.并发消化道出血的护理

（1）病情监测注意观察有无呃逆、上腹部饱胀不适、胃痛、呕血、便血、尿量减少等症状、体征。插胃管鼻饲的患者，注意定时回抽胃液，观察胃液的颜色是否为咖啡色或血性。观察有无黑便，监测大便隐血试验结果。

（2）饮食护理给予清淡、易消化、无刺激性、营养丰富的食物，少量多餐，防止损伤胃黏膜。

（3）用药护理按医嘱给予保护胃黏膜的药物，如雷尼替丁、氢氧化铝凝胶等，观察用药后反应。

第四章　消化系统疾病患者的护理

第一节　肠结核患者的护理

肠结核（intestinal tuberculosis）是由于结核分枝杆菌侵犯肠道引起的慢性特异性炎症。肠结核在发展中国家发病率较高，而西方发达国家少见。本病多见于青壮年，女性略多于男性。

【临床表现】

肠结核大多起病缓慢，病程较长。早期症状不明显，容易被忽视。

1.症状

（1）腹痛：多位于右下腹，也可因回盲部病变引起上腹或脐周牵涉痛。疼痛性质一般为隐痛或钝痛，进食易诱发或加重，出现腹痛与排便。这与回盲部病变使胃回肠反射或胃结肠反射亢进，使病变肠曲痉挛或蠕动增强有关。排便后疼痛可有不同程度的缓解。增生性肠结核或并发肠梗阻时，有腹部绞痛，伴腹胀。

（2）腹泻和便秘：腹泻是溃疡性肠结核的主要表现之一。每日排便2～4次，粪便呈糊状或稀水状，不含黏液或脓血，如直肠未受累，无里急后重感。若病变严重而广泛时，腹泻次数可达每日十余次，粪便可有少量黏液、脓液。此外，可伴有便秘，大便呈羊粪状，隔数日再有腹泻。这种腹泻与便秘交替是由于肠结核引起胃肠功能紊乱所致。增生性肠结核多以便秘为主要表现。

（3）全身症状和肠外结核表现：溃疡型肠结核常有结核毒血症及肠外结核特别是活动性肺结核的临床表现，严重时可出现维生素缺乏、脂肪肝、营养不良性水肿等表现；增生型肠结核全身情况一般较好。

2.体征　患者呈慢性病容、消瘦、苍白。腹部肿块为增生性肠结核的主要体征，常位于右下腹，较固定，质地中等，伴有轻、中度压痛。可有肠鸣音亢进、肠形与蠕动波。当溃疡性肠结核合并有局限性腹膜炎、局部病变肠管与周围组织粘连或同时有肠系膜淋巴结结核时，也可出现腹部肿块。

3.并发症　见于晚期患者，常有肠梗阻、瘘管形成，肠出血少见，也可并发结核性腹膜炎，偶有急性肠穿孔。

【护理措施】

由于结核病是一种慢性消耗性疾病，只有保证充足的营养供给，提高机体抵抗力，才能促进疾病的痊愈。因此，应向患者及家属解释营养对治疗肠结核的重要性，并与其共同制定饮食计划。给予高热量、高蛋白质、高维生素、易于消化的食物。腹泻明显的患者应少食乳制品、富含脂肪和粗纤维的食物，以免加快肠蠕动。肠梗阻的患者应禁食。对严重营养不良的患者，应协助医生进行静脉营养治疗，以满足机体代谢需要。每周测量患者的体重，监测有关营养指标，以评价其营养状况。

第二节　溃疡性结肠炎患者的护理

【概述】

溃疡性结肠炎（ulcerative colitis）亦称非特异性溃疡性结肠炎，是一种病因不明的慢性直肠和结肠炎性疾病。病变主要位于结肠的黏膜与黏膜下层。主要症状有腹泻、黏液脓血便和腹痛，病程漫长，病情轻重不一，常反复发作。本病多见于20～40岁，男女发病率无明显差别。

【临床表现】

起病多数缓慢，少数急性起病。病程长，呈慢性经过，常有发作期与缓解期交替。

1.症状

（1）消化系统表现

①腹泻为最主要的症状，典型者呈黏液或黏液脓血便，为炎症渗出和黏膜糜烂及溃疡所致。大便次数和便血程度反映病情严重程度，轻者每日排便2～4次，粪便呈糊状，可混有黏液、脓血，便血轻或无；重者腹泻每日可达10次以上，大量脓血，甚至呈血水样粪便。大多伴有里急后重，为直肠炎症刺激所致。病变限于直肠和乙状结肠的患者，偶有腹泻与便秘交替的现象，与病变直肠排空功能障碍有关。

②腹痛轻者或缓解期患者多无腹痛或仅有腹部不适，活动期有轻或中度腹痛，为

左下腹或下腹的阵痛，亦可涉及全腹。有疼痛—便意—便后缓解的规律。若并发中毒性结肠扩张或腹膜炎，则腹痛剧烈而持续。

③其他症状有腹胀、食欲不振、恶心、呕吐等。

（2）全身表现。中、重型患者活动期有低热或中等度发热，高热多提示有并发症或见于急性暴发型。重症患者可出现衰弱、低蛋白血症、电解质平衡紊乱等表现。

（3）肠外表现。本病可伴有一系列肠外表现，包括口腔黏膜溃疡、结节性红斑、外周关节炎、坏疽性脓皮病、虹膜睫状体炎等。

2.体征　患者呈慢性病容，精神状态差，重者呈消瘦贫血貌。轻者仅有左下腹轻压痛，有时可触及痉挛的降结肠和乙状结肠。重症者常有明显腹部压痛和鼓肠。若有反跳痛、腹肌紧张、肠鸣音减弱等应注意中毒性结肠扩张和肠穿孔等并发症。

3.并发症　可并发中毒性结肠扩张、直肠结肠癌变、大出血、急性肠穿孔、肠梗阻等。

4.临床分型　临床上根据本病的病程、严重程度、病变范围和病期进行综合分型。

（1）根据病程经过分型。①初发型：无既往史的首次发作；②慢性复发型：最多见，发作期与缓解期交替；③慢性持续型：病变范围广，症状持续半年以上；④急性暴发型：少见，病情严重，全身毒血症状明显，易发生大出血和其他并发症。上述后3项可相互转化。

（2）根据病情严重程度分型参考Edwards和Truaelove综合分类法，可分为3型。①轻型：多见，腹泻每日4次以下，便血轻或无，无发热、脉速，贫血轻或无，血沉正常；②中型：介于轻型和重型之间，腹泻每日在4次及以上，仅伴有轻微全身表现；③重型：腹泻每日6次以上，有明显黏液血便，体温＞37.7℃，至少持续2天，脉搏＞90次/min，血红蛋白≤75g/L，血沉加快，短期内体重明显减轻。

（3）根据病变范围分型可分为直肠炎、直肠乙状结肠炎、左半结肠炎、全结肠炎以及区域性结肠炎。

（4）根据病期分型可分为活动期和缓解期。

【护理措施】

1.饮食护理　指导患者食用质软、易消化、少纤维素又富含营养、有足够热量的食物，以利于吸收，减轻对肠黏膜的刺激，供给足够的热量，维持机体代谢的需要。

避免食用冷饮、水果、多纤维的蔬菜及其他刺激性食物，忌食牛乳和乳制品。急性发作期患者，应进流质或半流质饮食，病情严重者应禁食，按医嘱给予静脉高营养，以改善全身状况。应注意给患者提供良好的进餐环境，避免不良刺激，以增进患者食欲。观察患者进食情况，定期测量体重，监测血红蛋白和清蛋白，了解营养状况的变化。

2.病情观察　严密观察腹痛的性质、部位以及生命体征的变化，以了解病情的进展情况。如腹痛性质突然改变，应注意是否发生大出血、肠梗阻、中毒性结肠扩张、肠穿孔等并发症。

3.用药护理　遵医嘱给予柳氮磺吡啶（SASP）和（或）糖皮质激素，以减轻炎症，使腹痛缓解。注意药物的疗效及不良反应，如应用SASP时，患者可出现恶心、呕吐、皮疹、粒细胞减少及再生障碍性贫血等，应嘱患者餐后服药，服药期间定期复查血象；应用糖皮质激素者，要注意激素的不良反应，不可随意停药，防止反跳现象。

第三节　肝硬化患者的护理

【概述】

肝硬化（liver cirrhosis）是一种由不同病因引起的慢性进行性弥漫性肝病。病理特点为广泛的肝细胞变性坏死、再生结节形成、结缔组织增生，致使正常肝小叶结构破坏和假小叶形成。临床可有多系统受累，主要表现为肝功能损害和门静脉高压，晚期出现消化道出血、肝性脑病、感染等严重并发症。

在我国，肝硬化是常见疾病和主要死因之一。本病占内科总住院人数的4.3%～14.2%。患者以青壮年男性多见，35～48岁为发病高峰年龄，男女比例约为3.6～8：1。

【临床表现】

肝硬化的病程发展通常比较缓慢，可潜伏3～5年或更长时间。临床上分为肝功能代偿期和失代偿期，但两期的界限并不清晰，有时不易划分，现分述如下：

一、代偿期：早期症状轻，以乏力、食欲不振为主要表现，伴有恶心、厌油腻、腹胀、上腹隐痛及腹泻等。症状常因劳累或伴发病而出现，经休息或治疗可缓解。患者营养状况一般较消瘦，肝轻度大，质地偏硬，可有轻度压痛，脾脏出现代偿性增生肥大。肝功能多在正常范围内或轻度异常。

二、失代偿期：主要为肝功能减退和门静脉高压所致的全身多系统症状和体征。

1.肝功能减退的临床表现

（1）全身症状和体征：一般状况与营养状况均较差，乏力、消瘦、不规则低热、面色灰暗黝黑（肝病面容）、皮肤干枯粗糙、水肿、舌炎、口角炎等。

（2）消化道症状：食欲减退甚至畏食、进食后上腹饱胀不适、恶心、呕吐，稍进油腻肉食易引起腹泻，因腹水和胃肠积气而腹胀不适。上述症状的出现与胃肠道淤血水肿、消化吸收功能紊乱和肠道菌群失调等因素有关。肝细胞有进行性或广泛性坏死时可出现黄疸。

（3）出血倾向和贫血：常有鼻出血、牙龈出血、皮肤紫癜和胃肠出血等倾向，系肝合成凝血因子减少、脾功能亢进和毛细血管脆性增加所致。贫血可因缺铁、缺乏叶酸和维生素 B_{12}、脾功能亢进等因素引起。

（4）内分泌失调

①雌激素增多、雄激素和糖皮质激素减少：肝对雌激素的灭活功能减退，故体内雌激素增多。雌激素增多时，通过负反馈抑制腺垂体分泌促性腺激素及促肾上腺皮质激素的功能，致雄激素和肾上腺糖皮质激素减少。雌激素与雄激素比例失调，男性患者常有性欲减退、睾丸萎缩、毛发脱落及乳房发育；女性患者可有月经失调、闭经、不孕等。部分患者出现蜘蛛痣，主要分布在面颈部、上胸、肩背和上肢等上腔静脉引流区域；手掌大小鱼际和指端腹侧部位皮肤发红称为肝掌。肾上腺皮质功能减退，表现为面部和其他暴露部位皮肤色素沉着。

②醛固酮和抗利尿激素增多：肝功能减退时对醛固酮和抗利尿激素的灭活作用减弱，致体内醛固酮及抗利尿激素增多。醛固酮作用于远端肾小管，使钠重吸收增加；抗利尿激素作用于集合管，使水的重吸收增加。水钠潴留导致尿少、水肿，并促进腹水形成。

2.门静脉高压的临床表现　门静脉高压症的三大临床表现是脾大、侧支循环的建立和开放。

（1）脾大门静脉高压致脾静脉压力增高，脾淤血而肿大，一般为轻、中度大，有时可为巨脾。上消化道大量出血时，脾脏可暂时缩小，待出血停止并补足血容量后，脾脏再度增大。晚期脾大常伴有对血细胞破坏增加，使周围血中白细胞、红细胞和血小板减少，称为脾功能亢进。

（2）侧支循环的建立和开放。正常情况下，门静脉系与腔静脉系之间的交通支很细小，血流量很少。门静脉高压形成后，来自消化器官和脾脏的回心血液流经肝脏受阻，使门腔静脉交通支充盈扩张，血流量增加，建立起侧支循环。临床上重要的侧支循环有：

①食管下段和胃底静脉曲张，主要是门静脉系的胃冠状静脉和腔静脉系的食管静脉、奇静脉等沟通开放，常在恶心、呕吐、咳嗽、负重等使腹内压突然升高，或因粗糙食物机械损伤、胃酸反流腐蚀损伤时，导致曲张静脉破裂出血，出现呕血、黑便及休克等表现。

②腹壁静脉曲张，由于脐静脉重新开放，与附脐静脉、腹壁静脉等连接，在脐周和腹壁可见迂曲静脉以脐为中心向上及下腹壁延伸。

③痔核形成，为门静脉系的直肠上静脉与下腔静脉系的直肠中、下静脉吻合扩张形成，破裂时引起便血。

（3）腹水是肝硬化肝功能失代偿期最为显著的临床表现。腹水出现前，常有腹胀，以饭后明显。大量腹水时腹部隆起，腹壁绷紧发亮，患者行动困难，可发生脐疝，膈抬高，出现呼吸困难、心悸。部分患者伴有胸腔积液。腹水形成的因素有：

①门静脉压力增高：使腹腔脏器毛细血管床静水压增高，组织间液回吸收减少而漏入腹腔。

②低白蛋白血症：系指血浆白蛋白低于30g/L，肝功能减退使白蛋白合成减少及蛋白质摄入和吸收障碍，低白蛋白血症时血浆胶体渗透压降低，血管内液外渗。

③肝淋巴液生成过多：肝静脉回流受阻时，肝内淋巴液生成增多，超过胸导管引流能力，淋巴管内压力增高，使大量淋巴液自肝包膜和肝门淋巴管渗出至腹腔。

④抗利尿激素及继发性醛固酮增多，引起水钠重吸收增加。

⑤肾脏因素：有效循环血容量不足致肾血流量减少，肾小球滤过率降低，排钠和排尿量减少。

3.肝脏情况　早期肝脏增大，表面尚平滑，质中等硬；晚期肝脏缩小，表面可呈结节状，质地坚硬；一般无压痛，但在肝细胞进行性坏死或并发肝炎和肝周围炎时可有压痛与叩击痛。

三、并发症

1.上消化道出血为本病最常见的并发症。由于食管下段或胃底静脉曲张破裂，引起突然大量的呕血和黑便，常引起出血性休克或诱发肝性脑病，死亡率高。应注意鉴别的是，部分肝硬化患者上消化道出血的原因系并发急性胃黏膜糜烂或消化性溃疡。

2.感染 由于患者抵抗力低下、门腔静脉侧支循环开放等因素，增加细菌入侵繁殖机会，易并发感染。如肺炎、胆道感染、大肠杆菌败血症、自发性腹膜炎等。自发性腹膜炎系指腹腔内无脏器穿孔的急性腹膜细菌性感染。其主要原因是肝硬化时单核吞噬细胞的噬菌作用减弱，肠道内细菌异常繁殖并经由肠壁进入腹膜腔，以及带菌的淋巴液漏入腹腔引起感染，致病菌多为革兰阴性杆菌。患者可出现发热、腹痛、腹胀、腹膜刺激征、腹水迅速增长或持续不减，少数病例发生中毒性休克。

3.原发性肝癌肝硬化 患者短期内出现肝脏迅速增大、持续性肝区疼痛、腹水增多且为血性、不明原因的发热等，应考虑并发原发性肝癌，需做进一步检查。

4.功能性肾衰竭又称肝肾综合征。表现为少尿或无尿、氮质血症、稀释性低钠血症和低尿钠，但肾无明显器质性损害。主要由于肾血管收缩和肾内血液重新分布，导致肾皮质血流量和肾小球滤过率下降等因素引起。

5.水、电解质紊乱和酸碱失衡出现腹水和其他并发症后，患者电解质紊乱趋于明显，常见的如：

①低钠血症：长期低钠饮食致原发性低钠，长期利尿和大量放腹水等致钠丢失，抗利尿激素增多使水潴留超过钠潴留而致稀释性低钠。

②低钾低氯血症与代谢性碱中毒：进食少、呕吐、腹泻、长期应用利尿剂或高渗葡萄糖液、继发性醛固酮增多等可引起低钾低氯，而低钾低氯血症可致代谢性碱中毒，诱发肝性脑病。

【护理措施】

1.饮食治疗的护理 既保证饮食营养又遵守必要的饮食限制是改善肝功能、延缓病情进展的基本措施。应向患者及家属说明导致营养状况下降的有关因素、饮食治疗的意义及原则，与患者共同制定符合治疗需要而又为其接受的饮食计划。饮食治疗原则：高热量、高蛋白质、高维生素、易消化饮食，并根据病情变化及时调整。

（1）蛋白质是肝细胞修复和维持血浆清蛋白正常水平的重要物质基础，应保证其摄入量。蛋白质来源以豆制品、鸡蛋、牛奶、鱼、鸡肉、瘦猪肉为主。血氨升高时应限制或禁食蛋白质，待病情好转后再逐渐增加摄入量，应选择植物蛋白，例如豆制品，因其含蛋氨酸、芳香氨基酸和产氨氨基酸较少。

（2）维生素 新鲜蔬菜和水果含有丰富的维生素，例如西红柿、柑橘等富含维生素C，日常食用可保证维生素的摄取。

（3）限制水钠，有腹水者应低盐或无盐饮食，钠限制在每日500～800mg（氯化钠1.2～2.0g），进水量限制在每日1000 mL左右。应向患者介绍各种食物的成分，例如：高钠食物有咸肉、酱菜、酱油、罐头食品、含钠味精等，应尽量少食用；含钠较少的食物有粮谷类、瓜茄类、水果等；含钾多的食物有水果、硬壳果、马铃薯、干豆、肉类等。评估患者有无不恰当的饮食习惯而加重水钠潴留，切实控制钠和水的摄入量。限钠饮食常使患者感到食物淡而无味，可适量添加柠檬汁、食醋等，改善食品的调味，以增进食欲。

（4）避免损伤曲张静脉：食管胃底静脉曲张者应食菜泥、肉末、软食，进餐时细嚼慢咽，咽下的食团宜小且外表光滑，切勿混入糠皮、硬屑、鱼刺、甲壳等，药物应磨成粉末，以防损伤曲张的静脉导致出血。

（5）营养支持必要时遵医嘱给予静脉补充足够的营养，如高渗葡萄糖液、复方氨基酸、白蛋白或新鲜血。

（6）状况监测：经常评估患者的饮食和营养状况，包括每日的食品和进食量，体重和实验室检查有关指标的变化。

2.水肿的护理

（1）休息和体位：多卧床休息，卧床时尽量取平卧位，以增加肝、肾血流量，改善肝细胞的营养，提高肾小球滤过率。可抬高下肢，以减轻水肿。阴囊水肿者可用托带托起阴囊，以利水肿消退。大量腹水者卧床时可取半卧位，以使膈下降，有利于呼吸运动，减轻呼吸困难和心悸。

（2）避免腹内压骤增：大量腹水时，应避免腹内压突然剧增的因素，例如剧烈咳嗽、打喷嚏、用力排便等。

（3）用药护理：使用利尿剂时应特别注意维持电解质和酸碱平衡。利尿速度不宜过快，以每日体重减轻不超过0.5kg为宜。

（4）病情监测：观察腹水和下肢水肿的消长，准确记录出入量，测量腹围、体重，并教会患者正确的测量和记录方法。进食量不足、呕吐、腹泻者，或遵医嘱应用利尿剂、放腹水后更应密切观察。监测血清电解质和酸碱度的变化，以及时发现并纠正电解质和酸碱平衡紊乱，防止肝性脑病、功能性肾衰竭的发生。

3.腹腔穿刺放腹水的护理　术前说明注意事项，测量体重、腹围、生命体征，排空膀胱以免误伤；术中及术后监测生命体征，观察有无不适反应；术毕用无菌敷料覆盖穿刺部位，如有溢液可用吸收性明胶海绵处置；术毕缚紧腹带，以免腹内压骤然下降；记录抽出腹水的量、性质和颜色，标本及时送检。

4.肝硬化患者的精神、体力状况，随病情进展而减退，疲倦乏力、精神不振逐渐加重，严重时衰弱而卧床不起。应根据病情适当安排休息和活动。代偿期患者无明显的精神、体力减退，可参加轻工作，避免过度疲劳；失代偿期患者以卧床休息为主，但过多的躺卧易引起消化不良、情绪不佳，故应视病情安排适量的活动，活动量以不感到疲劳、不加重症状为度。

5.皮肤护理　肝硬化患者因常有皮肤干燥、水肿，有黄疸时可有皮肤瘙痒。长期卧床易发生皮肤破损和继发感染。除常规的皮肤护理、预防压疮措施外，应注意沐浴时避免水温过高，或使用有刺激性的皂类和沐浴液，沐浴后可使用性质柔和的润肤露，以减轻皮肤干燥和瘙痒，皮肤瘙痒者给予止痒处理，嘱患者勿用手抓挠，以免皮肤破损。

第四节　肝性脑病患者的护理

【概述】

肝性脑病（hepatic encephalopathy，HE）过去称肝性昏迷（hepatic coma），是严重肝病引起的以代谢紊乱为基础的中枢神经系统功能失调的综合病症，其主要临床表现是意识障碍、行为失常和昏迷。若脑病的发生是由于门静脉高压、广泛门腔静脉侧支循环形成所致，则称为门-体分流性脑病（portal-systemic encephalopathy，PSE）。无明显临床表现和生化异常，仅能用精细的拉力试验和（或）电生理检测才能作出诊断的肝性脑病，称为亚临床或隐性肝性脑病（subclinical or latent HE）。

【临床表现】

肝性脑病的临床表现常因原有肝病的性质、肝细胞损害的轻重缓急以及诱因的不同而很不一致。一般根据意识障碍程度、神经系统表现和脑电图改变，将肝性脑病由轻到重分为四期。

1.一期（前驱期）轻度性格改变和行为异常，如欣快激动或淡漠少言、衣冠不整或随地便溺。应答尚准确，但吐词不清楚且较缓慢。可有扑翼样震颤，即嘱患者两臂平伸，肘关节固定，手掌向背侧伸展，手指分开时，可见到手向外侧偏斜，掌指关节、腕关节，甚至肘与肩关节急促而不规则地扑击样抖动。脑电图多数正常。此期历时数日或数周，有时症状不明显，易被忽视。

2.二期（昏迷前期）以意识错乱、睡眠障碍、行为异常为主要表现。前一期的症状加重。定向力和理解力均减退，对时间、地点、人物的概念混乱，不能完成简单的计算和智力构图，言语不清、书写障碍、举止反常，并多有睡眠时间倒错，昼睡夜醒，甚至有幻觉、恐惧、狂躁而被视为一般精神病。患者有明显神经体征，如腱反射亢进、肌张力增高、踝阵挛及Babinsh征阳性等。此期扑翼样震颤存在，脑电图有特异性异常。患者可出现不随意运动及运动失调。

3.三期（昏睡期）以昏睡和精神错乱为主，大部分时间患者呈昏睡状态，但可以唤醒，醒时尚可应答，但常有神志不清和幻觉。各种神经体征持续或加重，肌张力增高，四肢被动运动常有抵抗力，锥体束征常阳性。扑翼样震颤仍可引出，脑电图有异常波形。

4.四期（昏迷期）神志完全丧失，不能唤醒。浅昏迷时，对疼痛等强刺激尚有反应，腱反射和肌张力仍亢进，由于患者不能合作，扑翼样震颤无法引出；深昏迷时，各种反射消失，肌张力降低，瞳孔常散大，可出现阵发性惊厥、踝阵挛和换气过度。脑电图明显异常。

以上各期的分界常不清楚，前后期临床表现可有重叠，其程度可因病情发展或治疗好转而变化。少数慢性肝性脑病患者还可因中枢神经系统不同部位有器质性损害而出现暂时性或永久性智能减退、共济失调、锥体束征阳性或截瘫。

亚临床或隐性肝性脑病患者，由于没有临床表现而被视为健康人，但在驾驶各种交通工具时，有发生交通事故的危险。肝功能损害严重的肝性脑病患者有明显黄疸、出血倾向和肝臭，易并发各种感染、肝肾综合征和脑水肿等。

【护理措施】

1.意识模糊的护理

（1）严密观察病情变化。密切注意肝性脑病的早期征象，如患者有无冷漠或欣快、理解力和近期记忆力减退、行为异常（哭泣、叫喊、当众便溺）以及扑翼样震颤。观察患者思维及认知的改变，采用给患者刺激，定期唤醒等方法判断其意识障碍的程度。监测并记录患者生命体征及瞳孔变化。定期复查血氨、肝肾功能、电解质。

（2）加强临床护理，提供情感支持尽量安排专人护理，训练患者的定向力，利用电视、收音机、报纸、探视者等提供环境刺激。对烦躁患者应注意保护，可加床栏，必要时使用约束带，防止发生坠床及撞伤等意外。在患者清醒时向其讲解意识模糊的原因，安慰患者，尊重患者的人格，切忌嘲笑患者的异常行为。

（3）去除和避免诱发因素。应协助医生迅速去除本次发病的诱发因素，并注意避免其他诱发因素。

①避免应用催眠镇静药、麻醉药等，因其可直接抑制大脑和呼吸中枢，造成缺氧。脑细胞缺氧又可降低脑对氨毒的耐受性。

②避免快速利尿和大量放腹水，及时处理严重的呕吐和腹泻，以防止有效循环血容量减少、大量蛋白质丢失及电解质平衡紊乱，加重肝脏损害。

③防止感染，机体感染一方面加重肝脏吞噬、免疫和解毒功能的负荷，另一方面使组织分解代谢提高而增加产氨和机体耗氧量。故发生感染时，应遵医嘱及时、准确地应用抗生素，有效控制感染。

④禁止大量输液，过多液体可引起低血钾、稀释性低血钠、脑水肿等，从而加重肝性脑病。

⑤保持大便通畅，防止便秘。肝性脑病患者由于肠蠕动减弱、长期卧床等因素，易发生便秘。便秘使含氨、胺类和其他有毒物质与结肠黏膜接触时间延长，促进毒物的吸收，可采用灌肠和导泻的方法清除肠内毒物。灌肠应使用生理盐水或弱酸性溶液（生理盐水1～2L加用食醋100 mL）；忌用肥皂水，因其为碱性，可增加氨的吸收。

⑥积极预防和控制上消化道出血，上消化道出血可使肠道产氨增多，从而使血氨增高而诱发本病，故出血停止后也应灌肠和导泻，以清除肠道内积血，减少氨的吸收。

⑦禁食或限食者，避免发生低血糖。因葡萄糖是大脑产生能量的重要燃料，低血糖时能量减少，脑内去氨活动停滞，氨的毒性增加。

（4）合理饮食：因食物中的蛋白质可被肠菌的氨基酸氧化酶分解产生氨，故肝性脑病患者应限制蛋白质的摄入。在发病开始数日内禁食蛋白质，每日供给足够的热量和维生素，以碳水化合物为主要食物，可口服蜂蜜、葡萄糖、果汁、面条、稀饭等。昏迷患者以鼻饲25%葡萄糖液供给热量。以减少体内蛋白质分解。糖类可促使氨转变为谷氨酰胺，有利于降低血氨。注意胃排空不良时应停止鼻饲，改用深静脉插管滴注25%葡萄糖溶液维持营养。患者神志清楚后，可逐步增加蛋白质饮食，每天20g，以后每3～5日增加10g，但短期内不能超过40～50g/d，以植物蛋白质为好。因植物蛋白质含支链氨基酸较多，而含蛋氨酸、芳香族氨基酸较少，且能增加粪氮排泄。此外，植物蛋白质含非吸收性纤维，被肠菌酵解产酸有利于氨的排除，并有利于通便。脂肪可延缓胃的排空，应尽量少用。不宜用维生素B_6，因其可使多巴在周围神经处转为多巴胺，影响多巴进入脑组织，减少中枢神经系统的正常传导递质。

2.用药护理

（1）应用谷氨酸钾和谷氨酸钠时，两者比例应根据血清钾、钠浓度和病情而定。患者尿少时少用钠剂，明显腹水和水肿时慎用钠剂。

（2）应用精氨酸时，滴注速度不宜过快，否则可出现流涎、呕吐、面色潮红等反应。因精氨酸呈酸性，含氯离子，不宜与碱性溶液配伍使用。

（3）乳果糖因在肠内产气较多，可引起腹胀、腹绞痛、恶心、呕吐及电解质紊乱等，应用时应从小剂量开始。

（4）长期服用新霉素的患者中少数可出现听力或肾功能损害，故服用新霉素不宜超过一个月，用药期间应做好听力和肾功能的监测。

（5）大量输注葡萄糖的过程中，必须警惕低钾血症、心力衰竭和脑水肿。

3.昏迷患者的护理

（1）患者取仰卧位，头略偏向一侧以防舌后坠阻塞呼吸道。

（2）保持呼吸道通畅，深昏迷患者应作气管切开以排痰，保证氧气的供给。

（3）做好口腔、眼部的护理，对眼睑闭合不全角膜外露的患者可用生理盐水纱布覆盖眼部。保持床褥干燥、平整，定时协助患者翻身，按摩受压部位，防止压疮。

（4）尿潴留患者给予留置导尿，并详细记录尿量、颜色、气味。

（5）给患者做肢体的被动运动，防止静脉血栓形成及肌肉萎缩。

4.照顾者角色困难的护理

（1）评估照顾者存在的困难和应对能力：与照顾者建立良好的关系，了解他们的基本情况，如年龄、教育程度、护理知识、经济实力、在家庭中的地位等，以及存在的具体困难，如时间上、体力上、经济上、照顾知识和能力上的困难，或是家庭成员间的关系等，以正确估计照顾者所具备的应对能力。

（2）给照顾者提供各种社会支持：对照顾者表示关心和信任，给予情感上的支持。对其照顾患者所起的重要作用给予积极肯定，使其确定自我价值。与照顾者讨论其他可能的资源和社会支持，如患者的工作单位、居委会等。告诉照顾者一些可以利用的条件，如社区服务设施、交通情况等。帮助解决经济上的困难或安排人力分担照顾任务。

（3）协助照顾者制定照顾计划：与照顾者一起讨论护理问题，让其了解本病的特点，做好充分的心理准备。帮助照顾者合理安排时间，制定一个切实可行的照顾计划，将各种需要照顾的内容和方法进行讲解和示范，帮助照顾者进入角色。

第五章　骨外科常见疾病患者的护理

第一节　腰椎管狭窄症

【概述】

在临床上，腰椎管狭窄症是引起腰痛或腰腿痛最常见的疾病之一。其主要临床特点是神经性间歇性跛行，以及臀部、大腿、小腿的无力和不适，在行走或后伸后加重，另一临床特点是鞍区（会阴部）感觉异常和大小便功能异常。它是因腰椎管或神经根管狭窄引起其中内容物神经受压而出现相应的神经功能障碍。

临床统计表明，腰椎管狭窄发生最多的是腰4、5节段，其次是腰5、骶1节段。腰4、5和腰5、骶1节段位于脊柱最下面，承受的压力最大，是全身应力最集中的部位。而且由于骶骨固定，不参与产生活动时的协调缓冲作用，因此上位各节段的活动最终集中作用于这两个部位。同时腰椎各方向活动频繁，骨性和纤维性结构更容易出现增生、肥厚从而导致获得性的椎管狭窄。目前CT和MRI已广泛用于临床，从而使本病的诊断更加容易。

【临床表现】

1.疾病症状

腰椎管狭窄症的主要症状包括以下几点：

（1）腰背痛：60%以上的患者伴有腰背痛，相对于椎间盘突出引起的疼痛常常较轻微，并且有慢性加重的趋势，有些患者不活动时出现疼痛，活动数小时后反而减轻，但若活动过久反而可产生更加剧烈的疼痛。

（2）间歇性跛行：这是最具有特点的症状，行走数十米或百米即出现下肢酸胀、乏力、疼痛甚至麻木、步态失稳，难以继续行走。坐或下蹲休息后症状可缓解或消失，但继续行走后又可重复上述表现。很多患者喜欢走路时往前倾，这是一种为减轻疼痛的姿势性代偿，通过前倾，可以避免黄韧带折叠等可使腰椎管狭窄加重的因素，使椎管容积相对增大，受压迫的神经暂时得到减压，疼痛也能得到缓解。同样，患者在上山、骑自行车、上楼梯等屈曲姿势下症状也能得到减轻，在下山和脊柱后伸时加重。

（3）马尾神经综合征：当狭窄严重压迫马尾神经时，表现为会阴部麻木、刺痛，大小便功能和性功能障碍等，严重影响生活质量，需要及早手术治疗。

2.并发症

腰椎管狭窄症常常合并其他的腰椎退变性疾病，主要包括以下几种：

（1）腰椎间盘突出症：尽管严重的腰突症也会造成椎管狭窄，但因为是继发性的，并不归为腰椎管狭窄症。

（2）腰椎滑脱。

（3）腰椎退变性侧弯。

（4）颈腰综合征：根据临床调查，颈腰综合征在腰椎管狭窄症病例中不少于8%，本病临床特点是既有颈脊髓受压又同时有腰神经根受压的表现，可表现为四肢的麻木、疼痛、无力，步态不稳，大小便功能障碍。该病的颈椎病变多以脊髓型及神经根型颈椎病的形式存在，而腰段病变以腰椎椎管狭窄及腰椎间盘突出多见。往往较重节段症状掩盖较轻节段症状。

【护理】

1.术前护理

（1）减轻疼痛：绝对卧硬板床休息，卧床休息可减轻负重和体重对椎间盘的压力，缓解疼痛。卧床2周后，可考虑戴腰围下床活动，腰围能加强腰椎的稳定性，对腰椎起保护及制动作用。

①采取正确卧位：抬高床头20°，膝关节屈曲，放松背部肌肉，增加舒适感，指导家属帮助患者进行床上滚动式翻身，同时张口呼吸，以便使肌肉放松。

②保持有效的骨盆牵引：牵引前，在牵引带压迫的髂缘部位加垫，预防压疮。牵引期间注意观察患者体位，牵引力及重量是否正确。经常检查牵引带压迫部位有无皮肤疼痛、发红、破损、压疮等。加强基础护理，如保持床单元平整干燥，协助患者床上使用便盆等，尽可能满足患者的合理要求。

③保证充足睡眠：如疼痛影响患者睡眠时，遵医嘱给予镇痛剂等药物，以缓解疼痛。用药期间注意观察并记录用药效果。

（2）活动与功能锻炼

①指导患者采用正确的方法起床站立，协助抬高床头，患者先移向床的一侧，将腿放于床的一侧，胳膊将身体支撑起，移坐在床的一侧，将脚放在地上，利用腿部肌肉收缩使身体由坐位改为站立位。躺下时按相反的顺序依次进行。

②指导患者进行未固定关节范围活动，以及腰背肌的功能锻炼。腰背肌功能锻炼的方法有五点式、三点式、飞燕式三种方法。若患者不能进行主动练习，在病情允许的情况下，可由医护人员或家属帮助患者活动各关节、按摩肌肉，以促进血液循环。防止肌肉萎缩和关节强直。

③避免做弯腰、长期站立或上举重物等动作，以防腰部肌肉痉挛，加重疼痛。

④术前准备：根据患者对手术的了解程度，向患者解释手术方式及术后暂时出现的问题，如疼痛、麻木等，训练正确翻身，床上使用便器及术后功能锻炼的方法，以适应术后护理的需要。在患者绝对卧床期间，协助或指导家属解决患者日常生活问题。

2.术后护理

（1）患者由手术室回病房，应用3人搬运法将患者移至床上，保持身体轴线平直，同时用力将患者轻放在床上。

（2）观察生命体征及刀口渗血情况，渗血较多时应及时更换敷料，以防刀口感染。

（3）术后6小时内平卧，压迫伤口，利于止血。持续卧床1～2周，可根据手术情况适当缩短或延长卧床时间。

（4）观察患者下肢皮肤的温度、感觉及运动情况与术前做比较。

（5）保持刀口负压引流通畅，严密观察引流液的颜色、性质和量，有无脑脊液漏出，是否有活动性出血。若出血量增多或疼痛加剧时，下肢感觉，运动障碍加重，应及时报医生处理。引流管一般手术后24～48小时内拔除。

（6）术后并发症的预防：常见并发症为肌肉萎缩和神经根粘连。手术后1周开始进行腰背肌的功能锻炼，以后逐渐增加活动量及范围，以预防肌肉萎缩。在病情允许情况下，帮助患者做双腿抬高训练，防止神经根粘连，鼓励患者逐渐进行主动锻炼。

【健康教育】

1.教会患者及家属有关防治本病的相关知识；

2.有脊髓受压的患者，应戴腰围3～6个月，直至神经压迫症状解除。

3.指导患者及家属采取正确的坐、卧、立、行和劳动姿势，以减少急、慢性损伤的发生。

4.积极参加适当的体育锻炼，尤其是注意腰背肌功能锻炼，以增加脊柱的稳定性。同时加强营养，减缓机体组织或器官的退行性变化。

第二节　腰椎间盘突出症

【概述】

腰椎间盘突出症指由于腰椎间盘髓核突出压迫其周围神经组织而引起的一系列症状。临床统计表明，腰椎间盘突（脱）出症是骨科门诊最为多见的疾患之一，也是腰腿痛最为多见的原因。追溯历史，早在1543年Vesalius就描述了椎间盘的外观。20世纪20年代，德国的Shmorl先后发表了11篇有关椎间盘解剖和病理的文章，对椎间盘做了较广泛的研究。1932年，Barr首先提出腰椎间盘突出是腰腿痛可能的原因。其后，Barr和Mixter首次提出了有关腰椎间盘突出症的概念与治疗方法。从此以后，对腰椎间盘突出症的基础研究也逐步深入，从而提高了本病的临床诊断和治疗效果。

【临床表现】

主要症状是为腰痛伴坐骨神经痛。多数患者先有腰痛，反复发作，以后才出现坐骨神经痛。腰痛常位于腰骶部中线或略偏一侧，典型的坐骨神经痛是从下腰部向臀部、大腿后方、小腿外侧直到足部的放射。早期为痛觉过敏。病情较重者，出现感觉迟钝和麻木。直腿抬高试验和加强试验均为阳性，肌力和肌腱反射改变。

【护理】

1.对症护理

（1）腰椎间盘突出急性期护理

急性期的患者因疼痛较剧烈，常需住院治疗，急性期经过治疗疼痛缓解，患者即可回家休养，护士此刻应给患者做好全面指导，直至康复。

①在急性期患者应绝对卧硬板床休息2～3周，减轻腰椎负担，避免久坐。护士应做好日常生活护理。注意保暖，防止受凉，受凉是腰椎间盘突出症的重要诱因，防止受凉可给予腰部热敷和频谱仪照射。

②立刻卧硬板床休息。床铺最好为硬板床，褥子薄厚、软硬适度，床的高度要略低，最好能让患者刚坐起时，双脚就可着地。

③患者疼痛缓解后，即开始腰背肌功能锻炼，加强腰背肌保护功能。功能锻炼包括五点式和三点式。五点式的方法是：把头部、双肘及双足跟作为支撑点，使劲向上挺腰抬臀，腰背肌功能加强后可改用头部及足跟三点作为支撑的三点式锻炼方法。锻炼应循序渐进，逐渐增加，避免疲劳。

④饮食宜清淡，多饮水，宜多食含纤维丰富的蔬菜和水果，防止便秘。忌食生冷油腻食物。做好心理护理，介绍相关知识，讲解情绪对疾病的影响，使患者保持愉快的心情。

⑤患者疼痛缓解后，可逐渐增加活动量，但每次活动时，腰部一定要使用腰部保护用具，并注意避免腰部突然受力。还要掌握正确的下床方法：患者宜先滚向床的一侧，抬高床头，将腿放于床的一侧，用胳膊支撑自己起来，在站起前坐在床的一侧，把脚放在地上，按相反的顺序回到床上。

（2）腰椎间盘突出缓解期护理

①减轻腰部负荷，避免过度劳累，尽量不要弯腰提重物，如捡拾地上的物品宜双腿下蹲腰部挺直，动作要缓。加强腰背肌功能锻炼，要注意持之以恒。

②禁烟酒，忌食肥甘厚味，苦寒生冷食品，多食滋补肝肾的食物，如动物肝、肾，羊肉、大枣等，建立良好的生活方式，生活要有规律，多卧床休息，注意保暖，保持心情愉快。

2.一般护理

（1）卧床休息　卧硬板床休息是最基本的治疗措施。尤其是在发病初期和治疗期间，关节韧带比较松弛，炎症较重，如果休息不好可能加重病情。

（2）腰部保暖　腰部受凉所致的腰肌纤维炎、痉挛常引起腰椎关节的僵硬，椎间盘突出复发，神经根水肿。由于腰部肌肉损伤，血液循环较差，腰部比其他部位更容易受凉。

（3）腰部活动姿势　为预防腰椎间盘突出症复发，不要做既弯腰又转腰的动作，如扫地和拖地、弯腰搬重物等。避免长时间腰部一个姿势工作。

（4）节制性生活　肾气实则腰壮。性生活过程中腰骶部血液循环的变化可致腰肌缺血、缺氧，腰部的动作可对椎间盘产生较大的影响。

（5）腰部的功能锻炼

腰肌强壮对腰椎的保护作用自然加强，可避免腰椎间盘突出症复发，从根本上治愈腰椎间盘突出症。注意生活中的各种姿势，如从地上提取重物时，应屈膝下蹲，避免弯腰加重负担；拿重物时，身体尽可能靠近物体，并使其贴近腹部，两腿微微下蹲；向高处取放东西时，够不着不宜勉强。

【健康教育】

1.随时向患者及家属讲解有关本病的相关知识。

2.术后详细指导患者饮食、卧位、翻身的注意事项，引流管、切口、大小便，双下肢感觉运动的观察及功能锻炼等，术后第二天进行直腿抬高锻炼，以防神经根粘连。

3.腰背肌功能锻炼时间视病情及术式决定，对脊柱的稳定性影响不大的如钻孔减压半板切除，可卧床一周后开始五点式锻炼，对脊柱稳定性影响大的如全椎板切除，蝶形减压等术后2～3周进行五点式锻炼。

4.手术后3个月复查，3个月后可去掉腰围循序渐进活动，6个月恢复轻工作，避免重体力劳动，注意控制体重，不能久站、久坐。

第三节　颈椎病

【概述】

颈椎病又称颈椎综合征，是颈椎骨关节炎，增生性颈椎炎、颈神经根综合征、颈椎间盘脱出症的总称，是一种以退行性病理改变为基础的疾患，主要由于颈椎长期劳损、骨质增生，或椎间盘脱出，韧带增厚，致使颈椎脊髓、神经根或椎动脉受压，出现一系列功能障碍的临床综合征。表现为颈椎间盘蜕变本身及其继发性的一系列病理改变，如椎节失稳，松动，髓核突出或脱出，骨刺形成，韧带肥厚和继发的椎管狭窄等，刺激或压迫了邻近的神经根、脊髓，椎动脉及颈部交感神经等组织，并引起各种各样症状和体征的综合征。

【临床表现】

颈椎病的临床表现呈多样化，基本上有以下4种类型。

1.神经根型颈椎病　最常见，主要因椎间盘向后外侧突出，钩椎关节或关节突增生、肥大、压迫或刺激神经根，引起颈部疼痛或僵硬，短期内加重向肩部及上肢放射。皮肤可有麻木过敏等感觉改变。上肢肌力下降、疼痛、麻木，手指动作不灵活。

2.脊髓型颈椎病 主要因后突的髓核、椎体后缘骨赘、增生肥厚的黄韧带及钙化的后纵韧带压迫或刺激骨髓而引起。表现为四肢无力，手握力减退，精细活动失调，步态不稳，有踩棉花样感觉。随着病情加重，发生自下而上的上运动神经元性瘫痪。

3.椎动脉型颈椎病 由于颈椎横突孔增生狭窄，上关节突增生肥大，颈椎退行性变，颈椎稳定性下降，椎间关节活动移位时，可直接压迫或刺激椎动脉，引起椎动脉供血不足。表现为眩晕、头痛、视觉障碍、猝倒等。

4.交感神经型颈椎病 表现为一系列交感神经症状，偏头痛、头晕、视物模糊，畏光、流泪、眼球发胀、眼睑下垂、耳鸣、听力下降、心律失常、血压增高等。

【护理】

1.对症护理

（1）手术后返病房，搬动患者要保持脊柱水平位，颈部制动，颈部两侧用沙袋固定。

（2）前路手术的患者可枕薄枕，使颈部呈轻度屈曲位，以防止骨滑脱。后路手术需去枕平卧或枕一薄棉垫。

（3）协助患者有效地排痰。方法：深呼吸后第一下轻咳，然后用力咳，痰液黏稠不易咳出时可做雾化吸入，每日2～3次。

（4）由于手术过程中对咽喉和气管的牵拉，术后可出现咽部不适、吞咽和呼吸困难。症状轻的患者一般都能自愈，有喉头水肿的患者可做雾化吸入，每日2～3次。

（5）前路手术术后备气管切开包，注意观察患者的呼吸频率和节律。

（6）翻身时一定要护士协助，保持头、颈和躯干在同一平面，维持颈部相对稳定。

（7）患者在颈部制动的同时应尽早进行四肢功能锻炼。每日数次地进行上肢、下肢和手的小关节活动。

（8）术后卧床3～5日后，佩戴颈托后可下床活动。下床的方法：先侧身坐起，逐渐将身体移至床旁，双足下垂、适应片刻，无头晕眼花感觉时再站立行走，避免长时间卧床突然站立引起直立性低血压而摔倒。

（9）健康教育：佩戴颈托3个月；睡眠时注意枕头的高度，不可过高。加强上肢、下肢的功能锻炼；术后1个月复查。

2.一般护理

(1)平时注意卧位的姿势和枕头的高度。

(2)与患者建立良好的护患关系，了解患者的心理变化通过讲解手术前后有关康复知识，介绍成功病例，增强患者战胜疾病的信心。

(3)最好不要长时间对着电脑，适当地做运动。

(4)在生活中，没事的时候可以做些体操，多按摩。坐姿保持正确。

【健康教育】

1.根据病情还必须进行疾病相关知识教育，包括病因、临床表现、手术目的、术前准备的必要性和方法、手术方式及术后卧位，并发症的预防、功能锻炼指导等。

2.前路手术患者术后5~7日可戴围领下床活动，后路手术患者拆线后可下床活动。

3.出院时嘱患者继续戴围领3个月，3个月后复查，按X拍片结果是否去除围领。去除围领后，不可过度仰头或突然转头。3个月内不能持重物，半年内不能从事重体力劳动。

4.加强营养，多吃高蛋白质、高维生素及高钙食物。

第四节　脊柱结核

【概述】

脊柱结核因循环障碍及结核感染引起椎体病变所致。受累的脊柱表现有骨质破坏及坏死，有干酪样改变和脓肿形成，椎体因病变和承重而发生塌陷，使脊柱形成弯度，棘突隆起，背部有驼峰畸形，胸椎结核尤为明显。脊柱结核约占骨关节结核总数的一半，其中以儿童和青少年发生最多，所有脊椎均可受累。以腰椎为多见，胸椎次之，胸腰段占第三位，颈椎和骶椎较少见。其中，椎体结核约占 99%、椎弓结核占 1%左右。患者倦怠无力、食欲减退、午后低热、盗汗和消瘦等全身中毒症状。偶见少数病情恶化急性发作出现弛张型高热，体温 39℃左右，多误诊重感冒或其他急性感染。

【临床表现】

1.全身症状　发病缓慢，可有低热、脉快、食欲减退、盗汗、疲乏无力、消瘦等全身性中毒症状。儿童常表现为性情急躁、夜寐或呆滞等。

2.局部症状与体征

（1）疼痛　脊柱结核的患者疼痛出现较早，常为局部隐痛或钝痛。劳累时加重，休息后可减轻。颈椎结核可向枕部或上肢放射痛，胸椎结核有背痛，并可向上腹部放射，腰椎结核可向下肢放射痛，不能弯腰，腰部肌肉隆起、僵硬，若患者从地上拾物，因不能弯腰而以屈膝、屈髋、挺腰姿势下蹲拾物，称拾物试验阳性。

（2）脊柱畸形　病变椎体有棘突后凸或侧凸畸形，胸腰段结核后凸明显，可发生驼背畸形。

（3）炎性脓肿及窦道　颈椎结核常发生咽后壁或食管后脓肿，可影响呼吸和吞咽，脓肿破溃后形成体表窦道并见分泌物。

（4）截瘫　是脊柱结核的严重并发症，可造成患者终身残疾。早期表现为肢体无力，易于跌倒等运动障碍，晚期可出现感觉和括约肌功能障碍，如排尿费力、便秘，逐渐表现为行为迟缓，肢体僵硬，直至完全性截瘫。

【护理】

1.术前护理

（1）改善营养状况　选择高热量、高蛋白质、高维生素食物，多吃新鲜蔬菜和水果，注意饮食的多样化及色、香、味等，以增加食欲。

（2）缓解疼痛　局部固定制动，椎体不稳定的患者应卧床休息，减少活动，指导患者应用一些放松疗法或转移注意力等方法达到减轻疼痛的目的。

（3）有效控制感染　遵医嘱应用抗结核药物。服药期间应警惕肝脏功能受损及多发性神经炎的发生。可加用维生素B_6以减少毒性反应。若用药期间发生听力异常改变，应立即停用链霉素，改用其他药物。手术前应抗结核治疗至少2周以改善全身症状，避免手术后病变复发或扩散。

2.术后护理

（1）严密监测生命体征：术后每30分钟测生命体征一次直至平衡，同时观察肢体温度、色泽、毛细血管充盈试验、尿量等。

（2）观察呼吸：胸骨结核患者术后，患者胸闷、胸部听诊手术侧呼吸音减低，听诊呈鼓音，考虑为胸膜破损引起的呼吸困难，应立即报告医生。若为大量血气胸，应作胸腔闭式引流。

（3）抗结核治疗：术后继续应用抗结核药物3～6个月，督促患者用药。

（4）并发症的预防

①压疮：保持床单元整洁干燥、平坦、舒适。每2～3小时协助患者翻身一次，按摩受压部位和骨突处。

②肺部感染：鼓励患者深呼吸、咳嗽、咳痰，必要时遵医嘱应用抗生素。

③肌肉萎缩和关节僵直：长期卧床的患者，除截瘫及脊柱不稳者外，均应主动练习翻身，坐起或下床活动或被动按摩四肢各关节，促进血液循环，防止关节粘连、僵直、锻炼过程中应观察患者有无不良反应，若有，应暂停锻炼。

【健康教育】

1.加强结核病防治的宣传工作。

2.教会患者坚持抗结核药物治疗。教会患者及家属观察药物的不良反应。

3.继续加强营养，增强抵抗力，多食高蛋白质、高热量、高维生素食物。

4.结核有复发的可能，故必须用药2年，出院后每3个月到医院随访复查。

第五节　脊柱骨折并创伤性截瘫

【概述】

脊椎骨折，脊髓损伤平面以下感觉、运动、反射完全消失，膀胱、肛门括约肌功能完全丧失，称完全性截瘫，不完全截瘫是指有部分功能存在。

【临床表现】

截瘫患者的临床症状取决于脊髓损伤的平面与程度。

1.上颈段（颈椎1－4）支配区完全损伤　均发生高位截瘫、损伤平面以下全瘫，有严重的呼吸困难和呃逆，中枢性排尿障碍，全身失去交感神经支配，体温调节功能障碍，常伴有顽固性高热或低热，常出现四肢全瘫，可因肋间肌瘫而出现腹式呼吸，呼吸道分泌物不易排出，易发生肺部感染。

2.颈膨大（颈5－胸2）支配区完全性损伤　上肢弛缓性瘫痪，下肢痉挛性瘫痪，两侧对称，常伴有霍纳氏征阳性。

3.胸髓（胸3－12）支配区完全性损伤　上肢不受影响，下肢痉挛性瘫痪，两侧对称，损伤平面以下感觉，运动功能障碍，大小便功能障碍，容易建立反射性膀胱，由于血管舒缩功能障碍较重，易出现直立性低血压。

4.腰膨大（腰1－骶2）支配区完全损伤　下肢弛缓性不全瘫，会阴部与鞍区感觉消失，膀胱直肠机能障碍较重，大小便先潴留后失禁，常形成无张力性膀胱，并有性功能障碍。

5.马尾神经损伤　可无下肢瘫痪或只有轻度症状，尿失禁，可伴有肢体疼痛及沉重感。

6.半侧脊髓损伤　表现为脊髓损伤的同侧运动功能障碍，深感觉减退或消失，对侧痛、温觉减退或消失。两侧触觉往往不受影响。

【护理】

1.心理护理　患者受伤截瘫后，生活自理能力丧失，长年卧床，易产生焦虑、紧张、精神苦闷、悲观失望，甚至有轻生念头。护理应加强对患者的心理支持，主动关心患者，满足其生活需要。帮助其明确如何对待脊髓损伤，掌握正确的应对和自我护理方法。向患者和家属做好有关治疗、护理和康复的健康宣教，鼓励家属协助患者提高社会适应能力、维护自尊、提高生活质量。

2.生活护理　尽量满足患者的各种需求，坚持做好基础，皮肤和口腔护理，使其倍感舒适，鼓励患者多食新鲜蔬菜和水果、多饮水、预防便秘。鼓励患者进行力所能及的自主活动，提高生活自理能力。

3.疼痛的处理　脊髓损伤平面以下截瘫，失去痛觉。可是椎体骨折部位仍有疼痛感觉存在。应平卧硬板床，保持局部稳定，方可止痛，翻身应一体滚动式翻身，搬运颈椎骨折患者时，注意保持颈部生理曲度，颈椎两侧可放置沙袋固定，防止头部转动。

4.确定知觉平面，指导肢体活动　反复地由远及近测定感觉平面，并做好记录，可明确病情变化和治疗效果。若感觉平面逐渐上升，应考虑椎管内出血，血肿压迫，应及时手术检查。同时也要检查肢体的活动范围，不能自主活动的部位应给予按摩及被动活动关节，能做自主活动的部位，需指导功能活动，防止关节畸形和僵直。

5.呼吸系统并发症的防治

（1）截瘫患者易发生呼吸道梗阻及感染，是截瘫患者早期死亡的主要原因。截瘫患者易发生呼吸道并发症的原因。

①伤后疼痛，不敢咳嗽及深呼吸，使痰液不易咳出，积聚在肺内，尤其是既往有

吸烟史的患者。

②高位截瘫患者由于肋间肌麻痹，以致呼吸运动幅度减弱，使呼吸道的分泌物无力咳出。

③因病情需要，平卧硬板床，导致咳嗽无力。

④因腹肌麻痹，肠蠕动减弱而致腹胀，导致肺不张。

（2）防治措施

①疼痛明显者，初期可给予适当的止痛，鼓励其深呼吸、用力咳嗽，促进肺扩张。

②鼓励、帮助患者排出呼吸道分泌物，如轻轻拍打胸背部，体位引流，使痰液松弛，帮助痰液排出。

③若痰液不易排出者，遵医嘱给予雾化吸入，如抗生素、地塞米松、氨茶碱、α 糜蛋白酶，以稀释痰液，使之易于咳出。

④全瘫患者常因腹胀，肠鸣音减弱或消失，致使膈肌上升或下降受限，加重呼吸困难，此时应禁食3～5日，必要时胃肠减压、肛门排气等。

⑤截瘫患者出现呼吸困难时，可行气管插管，并用呼吸机辅助呼吸。

⑥保持呼吸道通畅，及时清除呼吸道分泌物，必要时行气管切开，减少肺部并发症。

⑦适当用抗生素，防治肺部感染。

6.压疮的预防和护理

（1）截瘫患者易发生压疮的原因

①截瘫患者因长期卧床，截瘫平面以下的皮肤感觉丧失，长期受压易发生压疮。

②截瘫以下的部位不能活动，以致某些部位长时间受压，局部血循环障碍。

③截瘫平面以下的自主神经功能紊乱，皮肤血管收缩、血供差。

④截瘫患者胃肠功能差、食欲差，营养不良，机体抵抗力低。

（2）防治措施

①保持床铺清洁、平整、干燥。

②每2～3小时翻身一次，翻身时要保护受伤局部，防止脊柱扭曲而造成新损伤。

③翻身后骶尾部，大粗隆及骨突部位均应用软枕或海绵块衬垫，并保持关节功能位。

④防止拖拉患者，以免磨破皮肤。

⑤晨晚间护理用温水擦洗患者肢体，用酒精、红花油、滑石粉对骨突部位皮肤进行按摩。

⑥加强营养，增强机体抵抗力。

7.泌尿系统并发症的防治

（1）泌尿系统感染其原因

①截瘫患者多数有排尿机能障碍。

②多次反复导尿或长期留置导尿管，由于无菌观念不强，尿液反流，细菌的带入等。

③导尿管的扭曲，尿液引流不畅，残余尿的存留。

④长期卧床，机体抵抗力低下。

（2）防治措施

①持续导尿，定时开放：脊髓受损后，不论程度轻重，膀胱多处于一种感觉运动消失状态。膀胱内尿液不能排出，使膀胱壁的平滑肌纤维牵拉过长而失去张力，形成无张力性膀胱。患者伤后常规留置尿管，保持尿路通畅，让小便自流，一般每4小时开放导尿管一次，既可预防膀胱缩小或过度膨胀，又有利于建立反射性膀胱。

②手压逼尿：一般于伤后3周拔除导尿管，采用手压逼尿，这样可避免长期留置导尿管引起的感染，鼓励多饮水，每日2500—3000 mL。手法挤压时，患者仰卧，操作者的双手掌重叠，放在膀胱底，向下向后慢慢加压，至尿液排出，注意不要中断，挤压时不可用力过猛，以防膀胱损伤及逆行性泌尿感染。

③预防与控制感染：泌尿感染一旦发生，应遵医嘱使用抗生素，嘱多饮水，导尿管全开放、引流床头抬高30°，可用甲硝唑或丁卡加入生理盐水250 mL进行膀胱冲洗，冲洗时压力不宜过高，以防逆行性感染。冲洗液可在膀胱中保持半小时后排出。

8.体温异常的护理　脊髓损伤后，体温调节中枢失去正常的调节能力，患者常产生高热（40℃以上）或低温（35℃以下）应加强护理。

（1）高热的护理

①动态观察体温变化。

②物理降温，如酒精擦浴、冰袋、冰帽或大动脉冷敷降温。

③必要时遵医嘱药物降温，如氨酚、地塞米松等。

④保持室内温湿度适宜，定时开窗通风。

⑤加强口腔护理（每日2~3次），饮食前后漱口。

⑥保持皮肤清洁、干燥。

⑦鼓励患者多饮水，多吃新鲜蔬菜、水果。

（2）低温的护理

①适当调高室温，患者注意保暖。

②必要时采用物理降温，使用热水袋、电热毯等设施时，应严格控制温度，以防烫伤。

9.防止肢体挛缩与畸形

（1）瘫痪的肢体应置于功能位。

（2）下肢瘫痪者用软枕头或托板支持足掌，使踝关节屈曲90°，以防出现足下垂，经常更换膝髋关节的位置，并被动做膝、髋关节伸屈运动，防止关节强直。

（3）瘫痪肢体定时做按摩和被动活动。每日5~6次，每次30分钟。

10.颅骨牵引的护理　颅骨牵引是治疗高位截瘫的重要措施，颅骨牵引的目的是使移位的颈椎复位，恢复生理曲度，保持稳定，防止脊髓进一步损伤，护理方面应注意：

（1）头与躯干须保持一条直线。即使侧卧位时。

（2）恢复颈椎的生理曲度，枕头应垫在双肩及颈部，使头轻度后仰。

（3）翻身时头、颈、躯干应在一条直线上。

（4）防止枕后部压疮，可加强局部按摩，定时翻身。

（5）防止颅骨牵引脱出　上牵引弓后，初始3~4天内每天拧紧螺纹一圈，以防脱落。一旦脱出，应重新消毒，然后上弓。

（6）防止感染：针眼处用75%乙醇（酒精）滴针眼，每日2次，如患者主诉，针眼处疼痛，查看局部有无红肿等感染现象，应向医生汇报，及时处理。

（7）颅骨牵引有无并发症：枕部压疮，牵引弓脱落，头皮下血肿。过滤综合征观察：有无脊髓、神经损伤加重现象，观察有无呼吸改变、上肢麻木、吞咽困难等。

【健康教育】

1.向患者及家属讲解有关疾病的知识及预防各种并发症的措施，取得家属配合。

2.指导家属被动活动趾、指、踝、膝、髋、肘、腕、肩关节，每日2次，每次15分钟。

3.出院时讲解继续功能锻炼的重要性，嘱其定期复诊，如有异常时及时就诊。

第六章　普外科常见疾病的护理

第一节　肝脏移植术

【概述】

1肝移植术　按肝植入腹腔的位置不同分为两种；一种是保留受体肝脏，另在体腔内其他位置，如脾脏、盆腔或脊柱旁植入供肝，称“异位肝移植或辅助性肝移植”。另一种是将供肝植入受体原肝部位，称“原位肝移植”，其中按肝体积大小，又分为原位部分肝移植和原位全肝移植。

（1）原位部分肝移植：包括减体积肝移植、活体部分肝移植、劈离式肝移植等。

（2）原位全肝移植：按是否保留受体肝后腔静脉又分为两种，即原位肝移植和背驼式肝移植。

2肝移植适应证　原则上，当各种急性或慢性肝病用其他内外科方法无法治愈，预计在短期内（6～12个月）无法避免死亡者均是肝移植的适应证，依疾病性质可概括分为终末期肝硬化疾病、肝脏恶性疾病、先天性代谢疾病以及急性、亚急性肝功能衰竭。肝脏恶性疾病移植术后有极高的复发率，这导致很低的长期存活率，使越来越少的肝脏恶性疾病患者考虑接受肝移植。主要限于技术上难以切除的小肝癌和恶性程度低的肿瘤，如纤维板层状肝癌。终末期良性肝病已成为现今肝移植的主要适应证，且取得了满意的长期疗效。

【护理】

1.术前护理

（1）心理支持：接受肝移植的患者均是身处绝境，不移植他人器官不能存活的患者。他们对器官移植的基本知识、医生的医疗技术及移植后的生命质量、生活前景等往往缺乏客观认识，因此患者长时间处于矛盾状态，既有绝处逢生的希望，又有严重的焦虑、恐惧、抑郁心理。护士必须熟知患者常见的心理反应，及时与患者交流，了解其思想状况，有针对性地做好心理护理。护士应向患者耐心解释疾病的有关知识及进行移植的必要性，介绍医务人员的技术水平，介绍现代肝移植的成就，邀请其他器官移植患者及恢复期的肝移植患者与其交谈，增强治疗信心，使之处于接受手术治疗的最佳心理状态。

（2）健康教育指导：制定完整的宣教计划，帮助患者逐步了解肝移植的有关知识以及术后用药的注意事项，向患者说明术前准备及检验的必要性，指导患者掌握有关术后康复过程中的配合技巧及相关知识，以确保对手术的风险及可能出现的问题有明确的理解，以便医患合作。指导患者进行呼吸训练，以防止术后肺功能不全的发生。指导患者进行床上大小便的训练，以适应和配合术后护理工作。

（3）常规检查准备：术前配合各种特殊检查及化验检查、组织配型、配血等。注意观察患者全身有无感染病灶，并进行血、尿、大便、痰液、腹水的细菌、病毒、霉菌等检查以及免疫功能测定。

（4）皮肤准备：术前常规准备皮肤（颈部至大腿上1/3，两侧至腋后线），沐浴时在皮肤皱褶处（颈部、腋下、腹股沟、阴囊、指缝、趾缝），要特别注意清洗干净，必要时要用消毒液涂擦，患者的鼻腔、咽喉、外耳道等处的污垢也要彻底清理。卧床者可用稀碘液涂擦手术区皮肤。术前3日用复方硼砂液漱口，4次/日，氯霉素眼药水滴眼，2次/日，然后换上消毒衣裤。

（5）消化道准备：肝移植患者术前大多为肝功能失代偿期，营养不良者居多。应指导患者进食优质蛋白质、高热量、高维生素、易消化的低脂饮食，以免加重肝脏负担。术前3日进食半流质饮食，术前1日进食流质饮食，口服肠道抗生素，术前晚清洁灌肠后禁食，禁饮水（不禁药）。

（6）其他准备：测量体重及身高，剃头、洗头、修剪指甲，术日晨测量血压、体温，术前口服免疫抑制剂，静脉注射抗生素，留置胃管及导尿管等。备齐所有的用药，如免疫抑制剂、白蛋白抗凝物、护肝纠酸，止血药等各种抢救用药，并带入手术室。

2.术后护理

（1）一般护理

①术后患者应进重症监护病房，进行严密观察和特别护理，详细记录各项生命指标、体征和记录出入量。严格消毒隔离制度，防止感染。

②术后24～48小时内保留插管，呼吸机支持通气、给氧。严密观察呼吸频率、节律、深浅度、气道内压、潮气量，检测血氧饱和度、血气分析等。术后持续心电监测2周左右。

③观察和记录体温、脉搏、呼吸、血压、心电、中心静脉压、尿量、引流液（胃液、胆汁、胸腹腔引流），保持引流管通畅。

④密切观察患者的神志，准确记录清醒时间。一般肝脏移植患者术后4小时均应清醒。如超时间不醒，应考虑术中低血压、脑缺氧时间长，有脑水肿或凝血功能紊乱导致的颅内出血及移植肝失活致血氨上升所致。

⑤做好患者保暖的工作，室温保持22～24℃。注意观察体温变化，术后4小时一般患者均能清醒，体温恢复正常。

⑥观察黄疸的发生时间、深浅度，并详细记录。

⑦严密观察移植肝的存活。存活的移植肝术后即有胆汁分泌。注意观察T型管的胆汁引流情况，每小时记录胆汁量、颜色、透明度，观察有无脓块及坏死组织碎片。

⑧检测肝功能、肾功能、血生化、每日1次，血气分析每日2次，凝血功能每周2次，检查全套免疫功能每周2次，4周后改为每周1次，3个月后改为每月2次，以了解排斥反应及调整抗排斥反应的用量。

（2）引流管的护理：保持各导管通畅是护理肝移植患者的重要环节之一。肝移植术后一般需要放置气管插管、腔引流管、漂浮导管、T管、动脉测压管等，应保持各管道的通畅、记录各引流管的量及性质，按医嘱采集标本送检。严格执行无菌操作技术，每日更换伤口及引流管周围敷料，特别是对T管引流的护理尤为重要。T管是反映排斥的窗口，应防止脱落、扭曲或引流物堵塞等，以免影响胆汁引流，延误诊断及观察治疗效果。正常胆汁为较轻的金黄色液体，放置时间过长可变为深绿色。深褐色胆汁可能提示有供肝的缺血性损伤或坏死。胆汁量锐减。色淡而稀薄，常提示有移植肝的排异。术后T管内无胆汁预示T管阻塞、肝动脉血栓或原发性肝脏无功能可能。T管造影一般在术后7天以后，造影前后预防性地应用抗生素。因患者多数有低蛋白血症，加上皮质激素的应用，故T管窦道的愈合时间较长。T管拔除一般在术后3～6个月。

（3）预防感染

①严格无菌技术操作，进行任何操作及接触患者均应戴手套、口罩、穿隔离衣，保持各导管清洁无菌和引流通畅，保持伤口干燥，不受污染。若伤口敷料有渗出应及

时更换，并注意无菌操作。定时行引流液、胆汁、血、痰、尿培养及药敏，观察有无感染征象。

②严密的保护性隔离，术后患者安置单人房间，室内备有正压层流通气设备或多功能动态杀菌机，以保持病室空气新鲜。室内20～24℃，相对湿度60%～70%。房间内家具、地板用500 mg/L含氯消毒剂擦拭，每日3次。隔离期根据患者的细菌培养，血象及免疫抑制剂应用的情况。隔离期内应严格控制人员进出，进入室内应更换无菌衣裤及拖鞋。确保病室具备患者监护、治疗、抢救及日常生活的必需设备，病室所需物品应严格消毒后方可进入。

③做好基础护理，患者保持“六洁”（口腔、皮肤、会阴、头发、手、足），口腔护理每日3次，用3%复方硼酸溶液漱口，每日4～6次，也可用制霉菌素涂口腔，每日2次，擦洗会阴，每日3次。每日温水擦浴并及时更换床单衣服，保持皮肤清洁舒适。

（4）应用免疫抑制剂的注意事项　免疫抑制治疗，是肝移植术后预防排斥反应和治疗的必要手段，须终身服用免疫抑制药物。但是，免疫抑制药物毒不良反应大，应在医生的指导下，根据血药浓度及肝肾功能的情况合理用药。患者应该知道服药时间、作用持续时间、大致的作用机制及可能出现的不良反应。指导患者正确服药。口服环孢素A有油剂和胶囊两种。如服用油剂，应在饭前半小时，并加入牛奶或果汁等饮料送服，或滴在面包或饼干上一起服用，可减少胃肠道反应，同时也能增加环孢素A的生物利用度。为维持血药有效浓度，一定要按时、按量服用，定时测血药浓度并告知其正常范围，以便自行检测。为保障测定结果准确，抽血时间安排在最后一次用药后的12小时，进食前抽血。环孢素A和FK 506均为不溶于水的油性制剂，口服后经胆汁乳化后方可吸收，应根据情况及时添加剂量，加强血药浓度的监测，尽可能根据血药浓度的水平调整次日的用药量。此外，麻醉及便秘时，胃肠蠕动功能减弱，常可导致药物吸收增加，从而升高血药浓度。用药时须考虑到这些因素。

（5）排斥反应的观察　肝移植术后超急性排斥反应较少见，多为急性和慢性排斥反应。急性排斥反应多发生在移植后1个月内，首次排斥反应多在移植后5～10日出现。主要表现为肝区胀痛、畏寒、发热、自觉不适、乏力、食欲缺乏、黄疸及血胆红素和转氨酶值急剧上升。最直接且反应最快的指标是胆汁量锐减、稀薄而色淡。慢性排斥反应表现为易疲乏、胆红素增高、AST升至200—300 u/L。因排斥程度不同及个体差异而表现不一，上述症状并非都出现。有的以腹胀食欲骤减、肝区疼痛为主，有的以烦躁不安或夜间不能入睡为主，有的则表现为精神萎靡、胆汁分泌减少或颜色变淡、黄疸加深。排斥反应常先出现临床症状，其后才出现客观指标，因此须严密观察，及时发现和处理，每小时记录胆汁的色、量、透明度及引流袋有无絮状物，每日检测生化全套，观察有无黄疸与腹水，每日测量腹围。代谢紊乱、疼痛、呼吸困难及其他并发症等生理因素。

（6）心理护理：陌生的医疗环境、与家属隔离、失去自我控制、身体完整性受到威胁、死亡和将要死亡等心理因素的影响，常表现为严重的焦虑和移植他人器官而产生的恐惧和不安。在术后护理中，护士应帮助患者尽快适应重症监护病房的环境，探视时间适当灵活，减少患者的孤独感，及时向患者报告手术成功的信息，并提供移植器官存活的客观指标。寻求单位、家属的社会支持、鼓励其有信心担任职务并负起家庭责任。帮助患者理智地把自己与死者的情况区分开，排除不良情绪的影响，增强自我控制能力。向患者提供有关疾病恢复过程中一些相关知识，耐心倾听患者的反映，对患者周围环境进行调整（如听音乐、看电视）以分散其注意力。

（7）饮食与活动指导：进食可使胆汁分泌增加，有利于肝功能恢复，肠功能恢复后尽早进食。即使出现轻微的消化道症状，也应鼓励患者进食，并根据患者的饮食习惯制定食谱，一般采用高蛋白质、高糖类（碳水化合物）、高维生素和低脂饮食。进食过程中注意饮食卫生，一般食物需微波炉加热后再吃，避免食物受细菌、真菌及寄生虫的污染，防止导致食源性疾病。饮食类型为流质或半流质。手术后早期移植肝与膈面等组织未形成致密粘连，体位改变可能造成肝脏移位，从而造成肝脏的血液循环。术后24小时取平卧位，血压平稳后可取斜卧位，术后第一天每4小时翻身1次，以后每2小时翻身1次，术后10天左右可下床活动。

（8）出院指导：围绕日常生活中可能引起的感染，对患者及家属进行详细的指导，为防止患者遗忘，设计备忘卡或出院指导卡，让患者携带回家。内容包括：

①室内环境要清洁、空气流通，日常用物、餐具等注意消毒，并定时进行家具及空气消毒，最初隔日1次，1个月后每周2次。

②饮食卫生，1个月内应注意食前加热消毒，3个月内避免乳酸饮料，半年内避免生吃鱼肉。

③注意个人卫生，勤换内衣裤、被褥，勤洗澡，避免不良习惯可能造成的感染。

④避免感冒，尽量减少到公共场所，必要时戴口罩，不饲养宠物。

⑤T型管引流要保持通畅，掌握无菌技术操作，每周更换引流袋2次，保持管周围清洁并及时换药。

⑥指导患者熟知服药方法和注意事项，严格遵守医嘱。

⑦若出现发热、咳嗽、腹泻、黄疸、疱疹等要及时就诊。

⑧保持心情舒畅，注意劳逸结合、生活规律，6个月内禁止剧烈体育活动。

⑨定期复查各项化验指标，以便了解肝功能现状及免疫抑制剂在血中的浓度，把握病情，以便及时调整用药量。

第二节　甲状腺功能亢进

【概述】

甲状腺功能亢进症（hyperthyroidism）简称甲亢。主要累及妇女，男女之比约为1∶4。

1.原发性甲亢　最常见，患者年龄多为20～40岁。腺体肿大，两侧对称，常伴眼球突出，又称“突眼性甲状腺肿”。

2.继发性甲亢　较少见，多发生于40岁以上的。肿大腺体呈结节状，两侧不对称，无眼球突出。

3.高功能腺瘤　少见，腺体内有单个的自主性高功能结节，常无眼球突出。

【临床表现】

多器官累积和高代谢状态为其临床特征。患者甲状腺肿大、性情急躁、容易激动、失眠、两手颤动、怕热、多汗、食欲亢进但体重减轻、心悸、脉快有力（脉率常在每分钟100次以上，休息及睡眠时仍快）、脉压增大、内分泌紊乱（如月经失调）等。原发性甲亢患者典型突眼是双侧眼球突出，眼裂增宽，严重时上下眼睑闭合困难，甚至不能盖住角膜。由于腺体肿大、血管扩张和血流加速，可在弥漫性、柔软的肿大腺体上扪到震颤，听诊有杂音。

【护理】

1.对症护理

（1）观察患者生命体征，精神状态和手指震颤情况，注意有无焦虑，烦躁，易怒，心悸等甲亢加重的表现，警惕甲状腺危象发生，注意各种激素的监测结果。

（2）采取保护措施预防眼睛受到刺激或伤害。外出戴深色眼镜，减少光线，灰尘和异物的侵害。经常以眼药水湿润眼睛，避免过度干燥，睡前涂抗生素眼膏，眼睑不能闭合者用无菌纱布或眼罩覆盖双眼。睡觉或休息时，抬高头部，减轻球后水肿。指导患者当眼睛有异物感，刺痛或流泪时，勿用手直接揉眼睛，定期检查角膜以防角膜溃疡造成失明。

（3）体温过高者给予冰敷或酒精擦浴以降低体温；躁动不安者使用床垫保护患者安全；昏迷者加强皮肤，口腔护理，定时翻身，防止压疮，肺炎的发生。

（4）指导患者遵医嘱按剂量和疗程服药，不可随意减量或停药。服用抗甲状腺药物的开始3个月，每周查血象1次，每隔1～2个月做甲状腺功能测定，每天清晨卧床时自测脉搏，定期测量体重，增加体重是治疗有效的标志。若出现高热，恶心，呕吐，不明原因腹泻，突然加重等，应及时就诊。

2.一般护理

（1）调畅情志：精神刺激是本病发生的常见诱因，常因忧虑、情绪不安、精神紧张而症状加重。因此，甲亢患者要注意调畅情志，修身养性，要遇事不怒，静心休养，常听优雅动听的音乐，养成种花、养鱼、养鸟等习惯，以怡情养性，安静神志，逐渐消除精神症状。家人及同事也要同情安慰、理解关心，避免直接冲突。

（2）劳逸结合：患者发病期间，应适当卧床休息。休息环境要安静，空气要流通。病轻者可下床轻微活动，以不感到疲劳为度，不宜过多操劳家务。当病情稳定后，应参与一些有益的活动、工作，以调节生活乐趣，但不宜过劳，也不宜长期病休。

（3）饮食宜忌：烟酒可促使患者兴奋、激动，甚至烦躁，心跳加快，会加重病情，需戒烟忌酒。禁用咖啡、浓茶等各种刺激性食品，注意控制每日饮食中碘的摄入量，尽量减少患者的过度兴奋。甲亢患者基础代谢率增高，能量消耗增多，饮食宜高热量、高维生素、足够的蛋白质和糖类淀粉为主食。

（4）多饮水：甲亢患者由于基础代谢加快，汗出增多，易致体内水分缺乏，因此甲亢患者要多喝水，每天宜1500—3000 mL，及时补充因多汗而丢失的水分，甲亢病情控制后可以喝淡茶、冷开水及其他的饮料等，但不要饮浓茶、咖啡等，因浓茶、咖啡含有茶碱，可使中枢神经兴奋性增强，加剧甲亢的兴奋、激动等症状。

（5）保护眼睛：甲亢患者常眼球突出，容易出现眼目干涩等症，因此应保护突眼，防止眼部出现严重并发症，外出应戴墨镜。

【健康教育】

1.做好心理护理，安慰并鼓励患者保持心情愉快，加强自控能力，防止情绪过激。

2.告诉患者要注意保暖，预防上呼吸道感染，吸烟患者术前2周禁烟，预防术后肺部并发症。

3.指导患者练习手术时的头、颈过伸体位。

4.指导患者术后早期进食流质饮食，但不可过热，以防止颈部血管扩张，加重创口渗血；进流质时出现呛咳，应坐起进食或进半流质、半固体饮食。

5.告知患者于术后48小时内，应避免过频活动或谈话，以减少切口内出血。

6.伤口愈合拆线后，即指导患者练习颈部活动，以防止切口粘连及瘢痕收缩。

7.根据医嘱指导患者服用术后用药，并定期门诊随访。

第三节　急性乳腺炎

【概述】

急性乳腺炎是乳房的急性化脓性炎症，感染的致病菌主要是金黄色葡萄球菌，常见于产后3~4周的哺乳期妇女，初产妇多见。

【临床表现】

1.发病初期感到乳房肿胀疼痛，局部出现红肿且具有压痛的肿块，同时可有发热等全身症状。

2.随炎症的发展，则上述症状更为加重，炎性肿块增大，疼痛呈搏动性。

3.患侧腋窝出现肿大淋巴结，疼痛或压痛。

4.白细胞计数明显升高。

5.脓肿形成，表浅脓肿易发现，深部脓肿可经穿刺或B超发现。脓肿可以是单房，但多房性者常见，表浅脓肿可自行溃破。

6.感染严重者可并发脓毒血症。

【护理】

1.加强指导，保持乳头、乳晕的清洁（尤其是初产妇）。

2.保持局部切口的清洁干燥，由于手术切口渗出液多，应随时更换敷料和内衣，并根据医嘱合理使用抗生素。

3.心理护理 关心体贴患者，解释疼痛的原因，遵医嘱可给予止痛药物。

4.饮食护理 鼓励患者食用高热量、高蛋白质、高维生素饮食，以促进伤口愈合。

5.终止哺乳 由于乳腺分泌乳汁不利于切口愈合，因此可服用中药，使乳腺停止分泌，以促进伤口愈合。

第四节 乳腺癌

【概述】

乳腺癌是常见的恶性肿瘤之一，欧美国家发病率较高，社会经济阶层高者发病率高于较低者，在我国近几年来，发病率明显增加，已成为威胁女性健康的头号杀手，在女性恶性肿瘤中占第一位。男性乳腺癌也有发生，约占乳腺癌的1%。

早期诊断、早期治疗是提高治愈率、延长生存期、提高生存质量的关键。为此要加强健康教育，增强民众的健康意识，在高危人群中开展自查和定期体检，做好早期发现、早期诊断、早期治疗，帮助患者尽可能恢复正常生活和工作能力。

【临床表现】

1.乳房肿块 最多见于乳房的外上象限（45%~50%），其次是乳头、乳晕和内上象限。首发症状是患乳出现无痛性、单发的小肿块，质硬、表面不光滑、外形不规则，与周围组织分界不很清楚，在乳房内不易被推动。因无自觉症状，肿块常被患者在无意中发现，增长速度较快。

2.乳房外形改变 随着肿块体积增大，侵及周围组织可引起：①癌块表现皮肤凹陷呈酒窝样，由于癌块侵及Cooper韧带，使此韧带收缩而失去弹性，牵拉皮肤所致；②乳头位置改变，乳头深部癌块因侵及乳管而使乳头内陷；③皮内淋巴管被癌细胞阻塞而阻断局部的淋巴回流造成淋巴水肿，即形成“橘皮样”改变。橘皮样改变提示癌细胞堵塞淋巴管，反流淋巴液中的癌细胞可以种植在周围，发展成癌结节，称为“卫星结节”。晚期乳腺癌的表面皮肤可见破溃。

3.晚期局部表现 晚期肿块增大，不活动，边缘不光滑，与皮肤或深部组织粘连。乳头溢液是乳腺癌的另一主要症状，患者常因内衣被污染而发现，溢液常为血性，暗红色或淡黄色。

【护理】

1.术前护理

（1）心理护理：入院后应给患者做好对症宣教，使患者了解疾病知识，并从患者的神情、言行中掌握患者有无焦虑倾向，了解焦虑的原因，做好心理护理，增强战胜疾病的信心。

（2）妊娠及哺乳期的乳癌患者：前者应终止妊娠，后者应断乳，可肌注睾酮或服用炒麦芽等。

（3）高龄患者：应做好心肺功能检查，如有异常，应做好充分的术前准备。

（4）对合并有高血压、糖尿病患者：术前应控制高血压，按时服药，监测血压，控制血糖，定时测尿糖，并给予低盐或低糖饮食。

（5）术前宣教：向患者讲术前的饮食、皮肤准备，术中的大概情况，术后的恢复及伤口的护理及注意事项等，让患者有一定的心理准备，以良好的状态迎接手术。

2.术后护理

（1）心理护理：因患者手术前存在侥幸心理，认为自己是良性瘤可能性大，术后一旦证实是恶性肿瘤，患者有个心理调适期，这时护士应多与患者沟通，及时给予心理疏导。患者术后对病情的严重程度及是否扩散、转移非常关注，对患者这方面的询问，要耐心诚恳地解答，告诉患者只要坚持完成术后的巩固治疗计划，预后是乐观的。同时，要找一些相同的成功病例，以现身说法解除其后顾之忧，增强患者战胜疾病的信心，使其主动积极地配合治疗和护理。

（2）病情观察：包括生命体征、伤口和敷料，患者主诉及伤口引流液的性质等。如有异常，及时报告医生。对于做扩大根治术的患者，应注意呼吸情况，如有胸闷、呼吸窘迫等症状，立即吸氧，并判断是否与手术操作损伤胸膜有关。根据病情，进一步做肺部听诊和X线胸部检查。

（3）体位：术后麻醉未清醒者，取去枕平卧位，头偏向一侧，清醒后改为半卧位。患侧肩下垫一软枕，患肢上臂内收。前臂自然放于胸前。这种体位既可防止皮瓣张力过大，保持引流通畅，防止切口部无效腔发生，又有利于皮瓣存活，同时可以增加淋巴及静脉回流，从而预防上肢水肿。

（4）预防水肿：因手术创伤较大，术后预防局部水肿尤为重要。应注意以下几点：

①避免术侧上肢长时间下垂或用力。

②注射、采血、测血压时尽量选用健侧上肢。

③患者需穿宽松上衣，若佩戴手表或装饰物，不宜太紧。

④可适当进行患侧上肢向心性按摩，以促进患肢血液和淋巴液回流。

（5）引流管的护理：根治性手术后有伤口引流管时，应妥善固定，防止其扭曲滑脱。如有血块堵塞引流管，应及时排除，如有扭曲，及时矫正，以免因创面积血或积液而导致皮瓣或所植皮瓣坏死。注意观察负压引流液的颜色、质量和性质，当引流液每小时超过100 mL时，应警惕有无活动性出血。术后3～5日，一般情况良好，引流液24小时少于10～20 mL，且皮瓣无积血积液者，可考虑拔除胸骨旁引流管。根据引流情况约7～10日拔除腋窝引流管。

（6）患肢功能锻炼：大体分为3个阶段，即卧床期、下床后和拆线后的功能锻炼。基本原则是循序渐进，不能过急，防止意外拉伤。目的是预防患肢水肿，松解、软化瘢痕组织，预防瘢痕萎缩而引起患肢功能障碍。

①卧床期功能锻炼：术后1～3日，为患者卧床期，患肢肘关节以上制动，以免腋窝皮瓣的滑动而影响伤口愈合。此期主要锻炼手指和腕部的功能。可做伸指、握拳、屈腕等锻炼，并可用患侧手练习握健身圈，进行患肢肌肉锻炼，也可进行向心性按摩，促进血液和淋巴液回流，减轻患肢肿胀和疼痛。

②下床后的功能锻炼：此期为拔除引流管后，患者开始下床活动至拆线前。一般于术后2～3日开始下床活动，此期宜以肘关节及肩关节功能锻炼为主。由于接近腋下切口处的瘢痕组织尚未形成，早期进行锻炼可使三角肌、斜方肌和背阔肌尽快恢复功能。这是乳腺癌根治手术后，上肢功能恢复的重要一环，锻炼方法：患者可做屈肘、伸肘运动，并练习以患侧手指触摸对侧肩部及同侧耳部，也可做患肢贴墙、爬墙动作，或梳头动作等。

③拆线后的功能锻炼：术后9～10日，已拆除切口缝线，可锻炼抬高患侧上肢，即将患侧的肘关节屈曲抬高，手掌位于对侧肩部。初时，可用健侧手掌托扶患侧肘部，使逐渐抬高患侧肘部，直至与肩平，术后14日，练习将患侧手掌至颈后，使患侧上肢逐渐抬高至患者开始锻炼时的低头位，达到抬头、挺胸位，进而能以患侧手掌越过头顶并触及对侧耳部。同时应继续练习爬墙运动、钟摆运动、扩肘运动或推墙运动等。

【健康教育】

1.术前应让患者了解咳嗽排痰对预防术后肺部并发症的作用，并教会患者有效咳嗽排痰的方法。

2.术前应告诫患者术后加压包扎、创腔持续负压引流及功能锻炼的重要意义，以取得患者理解和配合。

3.创面愈合后，可清洗局部，以柔软毛巾轻轻吸干，粗暴的擦洗易损伤新愈合的组织，以冷霜轻轻涂于皮肤表面，防止干燥脱屑，并促进皮肤较快地恢复正常外观，瘢痕发痒可擦滑石粉。

4.由于绝大部分乳癌是由患者自己发现，故应指导妇女普及乳房自查技能，每月自查健侧乳房（应避免月经前期及月经期这段时间），停经后的患者，每月应定期检查。检查方法：坐位或直立位，被查侧上肢自然下垂，对侧手平触乳房有无肿块及乳头处有无分泌物，忌刺激或捏乳房。检查顺序：乳房的内上、外上、外下、内下乳晕部，最后检查腋窝。勿遗漏检查部位。如发现异常及时到医院复查。

5.心理支持　出院前要细心指导，教会患者自我调节，鼓励患者保持豁达开朗的心境和稳定的情绪，培养广泛的兴趣爱好。同时向患者的家属讲清心理护理的重要性，多些鼓励支持。向患者介绍义乳的选择与佩戴方法，鼓励患者树立信心，积极主动地投入到生活中去。

6.指导患者多食富含维生素及微量元素的食物，忌高脂肪饮食。

7.出院后不宜用患侧上肢测量血压、行静脉穿刺，避免皮肤破损，减少感染的发生，防止肢体肿胀。

8.指导患者继续坚持功能锻炼，劳逸结合。避免用患侧上肢搬动、提拉过重物体。

9.详细讲解乳腺癌根治术后5年内避免妊娠的意义及避孕方法。

10.遵照医嘱坚持放疗或化疗。指导患者术后6个月内每月复查1次，以后每3个月复查1次，并详细告知复查时间、地点、联系方式。

第五节　结肠直肠癌

【概述】

结肠直肠癌（colorectal carcinoma）胃肠道中常见的恶性肿瘤，早期症状不明显，随着癌肿的增大而表现排便习惯改变、便血、腹泻、腹泻与便秘交替、局部腹痛等症状，晚期则表现贫血、体重减轻等全身症状。其发病率和病死率在消化系统恶性肿瘤中仅次于胃癌、食管癌和原发性肝癌。

【临床表现】

早期结肠癌可无症状，随着病程发展，病灶的扩大，可产生一系列的症状：腹泻或便秘与粪便性状的改变，以及腹痛、肠梗阻、腹部肿块。直肠癌早期以便血和排便次数增加、黏液便为主，随着癌肿发展，出现体重减轻、贫血及肠梗阻症状。

【护理】

1.术前护理

（1）心理护理：术前应了解患者对疾病的认识，耐心倾听其因疾病所致的恐惧和顾虑。告知手术治疗的必要性、手术方案，增强患者对其治疗的信心，能很好地配合，顺利完成手术治疗，并取得患者家属的配合和支持。

（2）维持足够的营养：尽量多给高蛋白质、高热量、高维生素、易于消化的少渣饮食。营养不足时可由静脉输液给予补充。术前因恶心、呕吐或肿瘤压迫肠道引起电解质及酸碱平衡失调时应及时纠正，有贫血者，可输浓缩红细胞，以提高患者的手术耐受性。

（3）做好肠道准备：无结肠、直肠梗阻者，术前3日进无渣半流质，术前2日进流质，术前1日视患者情况可酌情补液；术前3～5日口服肠道不易吸收抗生素甲硝唑和维生素K（因服用肠道杀菌剂时，也抑制大肠埃希菌的生长，使维生素K的合成和吸收减少，需补充维生素K）；手术前一天给50%硫酸镁100 mL，分2次口服，并大量饮水；手术前一天晚给予大量不保留灌肠，术晨行清洁灌肠，甲硝唑保留灌肠。有梗阻症状者应禁食，静脉应用高营养，禁服泻药。

（4）术前其他准备：术前应检查心、肺、肝、肾功能，有贫血者可输浓缩红细胞或全血，以改善患者全身状况，手术当日晨禁食，放置胃肠减压管及留置导尿管，教会患者深呼吸、咳嗽、翻身和肢体运动方法。

2.术后护理

（1）首先应了解患者手术时的麻醉、手术方式、术中出血情况，有无输血，手术过程有无意外及放置引流管种类、部位、引流状况。

（2）体位：术后全麻未清醒取平卧位，完全清醒及血压平稳后，可改为半卧位，以利于腹腔引流。

（3）饮食指导：患者术后禁食，至肠蠕动功能恢复后拔除胃管，进流质饮食。保留肛门的患者，术后进半流质饮食，2周后改为普通饮食。术后7～10日内不可灌肠，以免影响吻合口的愈合，施行人工肛门术的患者，人工肛门排气后即可进半流质及普食。

（4）严密观察病情变化：生命体征应测量血压、脉搏、呼吸，术后应每30分钟一次，至平稳后延长间隔时间，观察伤口敷料有无渗血、负压引流管是否通畅，了解引流液的量、色、性状，并详细记录。如伤口渗血较多应及时处理，注意体温变化及腹胀情况，及时观察有无肠梗阻发生。

（5）引流管的护理：应详细记录各引流管引流液的量、色、性状，保持引流通畅，防止受压、扭曲、堵塞。①胃肠减压管一般放置48～72小时可拔除；②留置导尿管一般放置2周左右可拔除，观察尿量及性质，每日进行会阴擦洗，防止泌尿系感染。术后5～7日起开始训练膀胱功能，夹尿管4小时开放1次，并观察患者便意和排尿量是否正常。如基本恢复正常便可拔除尿管。③腹腔引流管，一般引流5～7日，根据引流情况，引流量少、色清方可拔除。

（6）早期活动：鼓励患者多翻身，早期坐起及下地活动，以促进肠蠕动的恢复。

（7）结肠造口的护理

①饮食护理：术后应禁食、静脉输液，等结肠造口开放后进流质，以后改为高热量、高蛋白质、高维生素、易消化的少渣食物。避免进产气性食物，忌食易引起便秘或腹泻的食物。进食应有规律，养成定时排便的习惯。

②保持造口周围皮肤清洁：造口开放前用凡士林纱布或生理盐水纱布条外敷结肠造口，外层敷料湿润后应及时更换，防止感染。注意保持造口周围皮肤清洁，防止皮肤受损造成皮炎、皮肤糜烂。

③密切观察可能发生的并发症：观察造口有否出血、感染、黏膜水肿，造口回缩、狭窄，观察肠梗阻情况，注意患者有无恶心、呕吐、腹痛、腹胀、停止排气、排便等

症状；注意防止发生便秘，鼓励患者平时多吃新鲜蔬菜、水果，以及多运动。

④指导患者参与造口自我照顾：鼓励患者参与自我照顾和使用人工肛门袋，对肛门袋要勤倒、勤洗，及时清洁、擦干造口周围皮肤，防止皮炎，告知患者进产气少、易消化、少渣的食物，忌食生冷、辛辣刺激性食物；鼓励患者尽快适应造口的排便习惯，恢复日常正常生活，参加适量的运动和社交活动。

（8）会阴部切口的护理

①保持外敷料的清洁干燥，如有污染或血液渗湿，应及时更换。

②观察有无出血征象，如有异常，及时报告主管医师进行处理。

③保持引流管通畅：防止引流管阻塞、扭曲折叠，观察记录引流液的量和性质，引流管一般在术后5～7日，等引流液减少后方能拔除。

【健康教育】

1.指导患者正确使用人工肛门袋，出院后每1～2周扩张一次，持续2～3个月，发现造口狭窄、排便困难时，及时去医院检查、处理。

2.指导患者生活要有规律、心情舒畅，平时可进行一般正常人的生活和社交活动及适量运动。

3.宜进少渣易消化饮食，避免太稀和粗纤维太多的食品，禁食生冷、辛辣刺激性食物，忌食空心菜、玉米、豆类等产气食物。

4.术后1～3月内勿参加重体力劳动，避免增加腹压，以防止结肠外翻。

5.嘱患者一般出院后3～6个月应定期复查。

第六节　腹部闭合性损伤

【概述】

腹部闭合性损伤常见于生产、交通和生活事故中。患者的预后决定于有无内脏损伤，常伴有其他部位伤，如脑外伤、胸外伤和骨折等，掩盖了病史和体征，而使其诊断不易明确；又因某些表现轻微的损伤，也可能有腹内脏器损伤。因此，对腹部闭合性损伤，必须密切观察，反复检查，妥善处理，以免延误诊断和治疗。

【临床表现】

1.持续性腹痛、恶心、呕吐常为腹内脏器伤的一般表现。

2.腹膜刺激征、移动性浊音、肠鸣音减弱或消失是腹内脏器伤的重要体征，体征最明显处，常为损伤所在。

3.实质性脏器损伤，主要是内出血的表现，如皮肤黏膜苍白、脉搏增快、血压下降等，并可伴有腹膜刺激征。

4.空腔脏器破裂，主要为腹膜炎的表现，有强烈的腹膜刺激征。

【护理】

1.术前护理

（1）心理护理：创伤初期，患者因突然遭受意外事故，受到伤处疼痛的折磨，且常回忆受伤时的情景，心有余悸、担心内脏受伤会引起死亡，产生恐惧心理。建立良好的护患关系，了解患者的心理状态，为其排忧解难，解除患者和家属的恐惧心理，解释手术治疗的必要性，取得他们的配合，增强疾病治疗的信心。

（2）胃肠道准备：禁止灌肠，防止受伤肠管破裂后灌肠会加重病情。禁食，腹部损伤患者可能有胃肠道穿孔或肠麻痹，绝对不能进食，应予胃肠减压行负压吸引以减轻腹胀和减少胃肠液外漏。禁食期间需及时补充适量的液体，并注意防止电解质和酸碱平衡失调。

（3）定时监测生命体征和腹部体征：每15～30分钟测量一次体温、脉搏、呼吸、血压及神志，每隔10分钟检查腹部体征，了解局部压痛、腹肌紧张和反跳痛等腹膜刺激征的程度和范围改变。

（4）定时做实验室检查：每30～60分钟测定一次红细胞、血红蛋白和血细胞比容，必要时可通过腹腔穿刺或腹腔灌洗观察腹腔内渗液的性状。

（5）应用抗生素：术前应用广谱抗生素预防和治疗腹腔内感染。

（6）尽快做好手术前各项准备：做好一般手术前常规准备，对休克患者应及时补充足够的血量，监测中心静脉压，必要时可采用两条静脉输液途径。

2.术后护理

（1）应仔细了解手术过程中的麻醉、手术方式、术中发现病变情况、有无异常情况及各种引流管的放置部位和注意事项。

（2）体位：硬膜外麻醉术后平卧6小时及全麻清醒后，如血压、脉搏平稳，可改为半卧位，以利腹腔引流，也可改善患者呼吸，减轻腹部肌肉张力，有利于切口愈合。

（3）严密观察生命体征、尿量和中心静脉压，并及时准确做好记录，对病情危重、复杂的腹部损伤患者，更应密切观察，当发现血压下降、有出血或高热、炎症明显，或出现少尿、无尿时应及时告知医生，并作出相应积极处理。

（4）引流管护理：术后腹腔引流管接负压瓶，持续吸引，引流管必须妥善固定，不受压、不扭曲、防止滑脱。密切观察引流液的性状和引流量，并正确记录，保护好引流管周围创面，如发现有渗出应及时更换敷料，保持创面清洁。

（5）饮食指导：患者手术后应禁饮食，给静脉输液。术后2～3天后待肠功能恢复，可拔除胃肠减压，进流质饮食，食后无腹痛、腹胀等不适，经2～3天后改半流质，可进高热量、高蛋白质、易消化的饮食。对做胃肠修补或肠切除吻合者，进食时间应酌情推迟。

（6）鼓励患者做适当活动，为防止术后肠粘连，减轻腹胀，促进肠蠕动恢复，指导患者早期离床活动。

【健康教育】

1.保持心情愉快、多看、多听娱乐性书籍、报道，也可参加集体活动。

2.平时可做适当运动，防止术后肠粘连，注意休息，劳逸结合。

3.平时多食易消化、营养丰富的饮食。

4.注意保持大便通畅、预防便秘、腹痛、腹胀。

第七节　急腹症

【概述】

急腹症是指以急性腹痛为主要表现，需要紧急处理的腹部疾病的总称。

【临床表现】

临床特点是发病急、进展快、变化多、病情重，一旦延误诊断、抢救不及时，就可能给患者带来严重危害和生命危险。可分为炎症性、脏器穿孔性或破裂性、脏器梗阻性或绞窄性、脏器扭转性、出血性、损伤性六种类型。

【护理】

1.恐惧的护理

（1）患者入院时热情接待并及时安置床位，立即通知医生为其诊治。

（2）提高安静、整洁、舒适的环境，避免各种不良刺激。

（3）对患者的恐惧表示理解和同情，鼓励其说出自己心中的感受，并耐心倾听，给予帮助。

（4）操作轻柔，尽量减少引起患者恐惧的医源性因素。

（5）加强心理护理，详细介绍治疗、护理、检查的目的以及手术的必要性，使患者对诊治充满信心。

（6）避免在患者面前谈论病情的严重性。

2.疼痛的护理

（1）患者主诉疼痛时应立即采取相应的处理措施，如给予舒适的体位、同情安慰患者、让患者做深呼吸等。

（2）观察患者疼痛的性质、程度、时间及发作规律、伴随症状、诱发因素。

（3）提供清洁、安静、舒适、安全的环境。

（4）按医嘱使用抗生素，预防和控制感染。

（5）严密观察病情变化，尽早确诊，积极完善术前准备，有异常情况及时通知医生处理，但在明确诊断前禁用强镇痛药物。

3.体液不足的护理

（1）按医嘱为患者静脉输液，补充足够的水，必要时输血浆或全血。

（2）记录24小时出入水量，为补液提供有效的依据。

（3）观察记录患者尿色、量，必要时记录每小时尿量。

（4）有胃肠减压者观察记录胃液色、量和性质。

（5）注意观察患者皮肤、黏膜情况。

（6）根据病情监测血压、脉搏，呼吸，每0.5～1小时1次，并记录。

4.自理缺陷的护理

（1）评估患者自理缺陷的程度。

（2）为患者提供有关疾病预后的信息。指导和鼓励患者最大限度地完成生活自理。

（3）协助卧床患者完成洗漱、进食、排便及个人卫生。

（4）预防患者不活动的并发症。

①保持肢体功能位置。

②协助翻身，防止局部受压过久。

③定期用红花乙醇按摩骨突处，促进局部血液循环，防止压疮发生。

④适当使用气圈、气垫床等保护性措施。

⑤鼓励深呼吸，防止肺部并发症。

5.出血的护理

（1）严密观察记录患者呕血、便血、切口出血的色、量，协助医生积极处理。

（2）给予输液、止血、输血治疗，观察止血药物的疗效。

（3）监测患者血压、脉搏、呼吸，每15～30分钟1次，注意有无突发的剧烈腹痛、腹胀明显等异常情况。

（4）尽量减少搬动患者，保持适宜体位，防止窒息或加重休克。

（5）给予氧气吸入，观察患者末梢循环情况。

（6）嘱患者绝对卧床休息，及时清除血迹，减少或消除不良刺激。

（7）同情安慰患者，消除其紧张心理，使其能积极配合治疗和护理。

6.感染的护理

（1）接触患者前后均用消毒水洗手，防止交叉感染。

（2）为患者执行各项治疗、操作时严格遵守无菌技术。

（3）有引流管者，应每日更换引流袋，防止管道扭曲、受压，保持引流通畅。

（4）加强营养支持治疗，补充足够水分，必要时输注白蛋白、同型血浆，增强患者抗病能力，促进切口愈合。

（5）禁食、发热、持续胃肠减压者，应用生理盐水或朵贝液口腔护理，每日3次，防止口腔炎的发生。

（6）病情许可的情况下，适当进行室内活动，做深呼吸，防止坠积性肺炎、下肢静脉血栓形成。

（7）留置导尿管者应用0.25%络合碘消毒尿道口或擦洗外阴每日3次。

（8）加强皮肤护理，多汗者及时擦干汗液、更换衣被，经常变换体位，按摩骨突部位，防止褥疮的发生。

（9）按医嘱使用抗生素。

（10）监测体温，每日4次，发热者应增加测量次数并及时给予降温处理。

第八节　胃、十二指肠溃疡

【概述】

胃、十二指肠溃疡（gastro-duodenal ulcer）是位于胃、十二指肠壁的局限性圆形或椭圆形的缺损。发病原因与胃酸分泌过多、胃黏膜屏障破坏、精神神经因素有关。

【临床表现】

主要临床表现为节律性疼痛：胃溃疡疼痛为餐后0.5～1小时发作，至下餐前缓解，疼痛规律为进食→疼痛→缓解。十二指肠溃疡为餐后2～3小时发作，持续到下次进餐前缓解，亦可发生于睡前或午夜（夜间痛），疼痛规律为空腹痛→进食→缓解。次要表现为呕吐、出血。

【护理】

1.术前护理

（1）心理护理：手术前要安慰患者，耐心解答患者提出的问题。

（2）饮食：应少而精，如鱼、蛋、乳、巧克力等，同时食用富含维生素的水果、蔬菜。主食以软饭、面食为主，少食多餐。部分幽门梗阻患者可选用少量流食。并发出血、穿孔、完全幽门梗阻者要禁食水。

（3）手术日晨留置胃管，便于手术操作，减少手术时对腹腔的污染。

（4）有幽门梗阻者禁食水给予高渗盐水洗胃以减轻水肿。

2.术后护理

（1）病情观察：生命体征观察，病情较重或有休克者应及早观察患者神志、尿量、体温等。

（2）体位患者神志清楚、血压平稳后给予半卧位。

（3）鼓励患者深呼吸，有效咳嗽排痰，预防术后并发症。

（4）胃肠减压护理 保持胃管通畅，定时冲洗胃管，妥善固定，严防脱出。嘱患者不要将痰液咽下，以免阻塞胃管。观察胃液的颜色、性质及量，并准确记录引流量。

（5）饮食 术后拔除胃管后，可少量饮水，每次4～5汤勺，2小时1次。如无不适反应，第2日可进流质饮食，如糖水、橘汁，每次50～80 mL。每日6次。第3日改为半流食，每次100～150 mL。并避免选用胀气的食物，以鸡蛋汤、菜汤、藕粉为宜。如一切正常，第4日可食用稀粥等低脂肪半流食；逐渐食用软饭，10～14日可食用普食。主食与配菜都应软烂易于消化，每日5~6餐，忌食生、冷、油炸、刺激性及易胀气的食物。

（6）并发症的观察

①出血：术后24小时可以从胃管内引出暗红色胃液，一般不超过300 mL，并逐渐减少。如胃管内短时间大量溢出鲜红色胃液，患者头昏、脉快、恶心、呕吐、黑便、血压下降应考虑胃内出血。

②倾倒综合征：由于胃大部切除后丧失了幽门括约肌，食物失去控制，未与胃液充分混合即过快地进入空肠，因渗透作用将大量体液“吸收”回肠组织，使循环血量骤然下降，患者在进食后出现上腹胀痛、心悸、头晕、出汗、呕吐、腹泻，甚至虚脱。应立即使患者平卧，数分钟后可缓解。应向患者解释发生这种现象的原因。帮助患者调节饮食种类，多食易消化食物，控制糖类的摄入。指导患者取半卧位缓慢进食，进餐时和进餐后不要饮水。多数患者在0.5~1年内能逐渐缓解。

（7）健康指导 ①饮食要有规律，1个月内少食多餐，以后逐渐减少餐次，适应正常进餐时间；②禁烟酒，禁辛辣；③生活有规律，保持良好心情，情绪稳定；④注意劳逸结合。

3.术后并发症护理

（1）术后胃出血：术后短期内从胃管内流出大量鲜血，甚至呕血或黑便，持续不止，趋向休克情况，应积极保守治疗（包括禁食、止血药物、输新鲜血）。若症状未缓解，血压逐渐下降，应立即再次手术。

（2）十二指肠残端破裂：术后3~6日，右上腹突发剧痛和局部明显压痛、腹肌紧张等急性弥漫性腹膜炎症状，疑似溃疡穿孔，需立即手术治疗。

（3）术后梗阻：分为输出袢梗阻、吻合口梗阻。共同症状是大量呕吐、不能进食，治疗护理同“肠梗阻”。

第九节　肠瘘

【概述】

肠瘘是指肠管与其他空腔脏器、体腔或体腔外有异常的通道，肠内容物进入其他脏器、体腔或体外并引起感染体液丧失、内稳态失衡，器官功能受损及营养不良等改变。肠腔与其他空腔脏器如胆道、尿路、生殖道或其他肠段相通时称为肠内瘘；肠管与体表相通的瘘称为肠外瘘。

【临床表现】

肠瘘的临床表现可因瘘管的部位及其所处的病理阶段不同而表现各异。

1.腹膜炎期　多发生于腹部手术后3～5日。

（1）局部：由于肠内容物的外漏，对周围的组织器官产生强烈刺激，患者有腹痛、腹胀、恶心呕吐、乏力、大便次数增多或由于麻痹性肠梗阻而停止排便、排气。肠外瘘者，可于体表找到瘘口，并见消化液、肠内容物及气体排出，周围皮肤被腐蚀，出现红肿、糜烂、剧痛，甚至继发感染，破溃出血。

瘘口排出物的性状有助于判断瘘的位置。十二指肠瘘等高位肠瘘的漏出液中往往含有大量的胆汁，胰液等，日排出量大，多呈蛋花样、刺激性强，腹膜刺激征明显，患者的全身反应严重；而结肠瘘等低位肠瘘排出量小，刺激性弱，但其内含有粪渣，有臭气。

（2）全身：继发感染会导致患者体温升高达38℃以上；患者会出现严重的电解质及酸碱平衡失调等全身症状，严重脱水者可出现低容量性休克现象，表现为脸色苍白、皮肤湿冷和血压下降。患者若未得到及时、有效处理，则有可能出现脓毒血症、多系统多器官功能障碍或衰竭，甚至死亡。

2.腹腔内脓肿期　多发生于瘘发生后7～10日，肠内容物漏入腹腔后引起纤维素性渗出等炎性反应，若漏出物和渗出液得以局限，则形成腹腔内脓肿。患者除了继续表现为发热外，尚可因脓肿所在部位而有不同的临床表现，如恶心呕吐、腹痛、腹胀、腹泻或里急后重等；部分患者的腹部可触及压痛性包块。若腹腔冲洗和引流通畅，患者的全身症状可逐渐减轻。

3.瘘管形成期　大多发生于肠瘘发生后1～2个月，在引流通畅的情况下，腹腔脓肿逐渐缩小，沿肠内容物排出的途径形成瘘管。此时患者的感染已基本控制，营养状况逐渐恢复，全身症状减轻甚至消失，仅留有瘘口局部刺激征状或肠粘连表现。

4.瘘管闭合　瘘管炎症反应消失、愈合，患者临床症状消失。

【护理】

1.非手术治疗护理

（1）取半卧位，瘘口内放置双套管和滴水管，采用腹腔持续负压吸引的方法充分引流，准确记录冲洗液和肠液量并注意观察病情变化。

（2）观察瘘口周围皮肤与组织情况，保持瘘口周围皮肤清洁干燥，用温水擦净，然后用氧化锌软膏涂抹。

（3）及时更换潮湿敷料，被褥，加用护架，以避免管腔及皮肤受压。

（4）遵医嘱予以营养支持，增强机体抵抗能力，促进机体康复。

（5）心理护理。

2.术前护理

（1）同普外科术前护理常规。

（2）肠道准备 应用抗生素，做好肠瘘口及旷置肠袢的灌洗。

（3）皮肤准备 术前暴露瘘口周围皮肤保持清洁干燥。

（4）加强营养，提高患者对手术的耐受性和术后恢复能力。

3.术后护理

（1）同普外科术后护理常规。

（2）肠瘘患者手术剥离面大，术后可能出现弥漫性渗血，要严密观察血压、脉搏、面色的变化，伤口负压引流液和敷料的渗血情况。

（3）患者术后和腹腔内均有潜在感染的机会，应注意观察体温、腹痛、腹胀、恶心等腹腔内感染的体征。

（4）术后放置的各种引流管应妥善固定，保持通畅，严密观察，准确记录。

（5）早期下床活动，待腹部伤口愈合，无发热和其他制动因素的情况下逐渐增加活动范围及时间。

（6）了解各管道的通向及作用，严格无菌操作，位置合适防止逆流感染。

第七章 心外科常见疾病的护理

第一节 动脉导管未闭

【概述】

动脉导管未闭（patent ductus arteriosus，PDA）是先天性心脏病常见类型之一，占先心病总数15%，居先天性心脏病的第二位，怀孕期初3个月多有风疹病毒感染史。女性多见。婴儿出生后10～15小时，动脉导管即开始功能性闭合。生后2个月至1岁，绝大多数已闭，1岁以后仍未闭塞者即为动脉导管未闭。本病常单独发生于正常婴儿、儿童及早产婴儿。或者并发于其他先天性心脏病如完全性大动脉转位、肺动脉闭锁、主动脉缩窄、主动脉弓中断等。动脉导管的粗细不一，足月产儿与降主动脉直径相近，一般直径为5～20mm，长度6～10mm，可分为五型：管型、漏斗型、窗型、哑铃型和动脉瘤型。

【临床表现】

1.症状　导管细、分流量小者，可无自觉症状，常在体检时发现，导管粗分流量大者由于肺充血患者抵抗力降低，易患感冒及呼吸道感染，发育不良，甚至可出现左心衰。

2.心脏检查　左胸骨左缘第2肋间听到响亮的粗糙的连续性机器样杂音，向左锁骨下窝或颈部和背部传导，局部可扪及震颤。分流量大者，心尖部可听到柔和的舒张期杂音。

3.周围血管体征　脉压增宽，颈部血管搏动增强，四肢动脉可扪及水冲脉和听到枪击音，但随肺动脉压升高，分流量下降而不显著以致消失。

【护理】

1.术前护理

（1）术前测量身高、体重，便于计算术中、术后用药。

（2）注意保暖、避免受凉感冒、戒烟酒。

（3）指导患者掌握腹式深呼吸及咳嗽排痰的方法。

（4）训练患者床上大小便。了解患者肝、肾功能情况。

2.术后护理

（1）按开胸术后护理常规。

（2）密切观察生命体征、心电图和动脉血氧饱和度的变化。

（3）呼吸道护理：患者因动脉导管未闭、肺充血、抵抗力低，易发生呼吸道感染，使呼吸道分泌物增多，卧床易引起肺不张、肺炎、应采取相应的措施。①扶坐、拍背，协助患者行腹式深呼吸，有高效咳嗽排痰；②高氧雾化吸入。③协助患者半坐卧位。④嘱患者深呼吸，促进肺扩张。⑤必要时，遵医嘱应用抗生素及稀释痰液的药物，有利于咳嗽排痰。⑥注意保持胸膜腔引流通畅，导管妥善固定。注意观察引流液的色量。

3.术后并发症的护理

（1）高血压：手术结扎导管后，体循环血流量突然增加，术后可出现高血压，持续状态可致高血压危象，故术后应密切观察血压变化。根据血压变化，遵医嘱随时调整降压药物的剂量。

（2）喉返神经损伤：手术时极易损伤左喉返神经，故术后应注意患者声音的变化。术后1～2日出现单纯性声音嘶哑，可能为术中过度牵拉，挤压喉返神经或局部水肿所致。嘱患者尽量少说话，一般1～2个月可以逐渐恢复。

第二节　冠心病

【概念】

冠状动脉粥样硬化性心脏病简称冠心病，是指各种原因造成的冠状动脉管腔狭窄，甚至完全闭塞，使冠状动脉血液不同程度地减少，心肌血氧供应与需求失平衡而导致的心脏病。

【临床表现】

1.劳力型心绞痛　即在运动或其他增加心肌耗氧量时所诱发的短暂胸痛发作，经休息或舌下含化硝酸甘油疼痛可迅速缓解或消失。

2.自发性心绞痛 特征是疼痛与心肌需氧量增加无明显关系。与劳力型心绞痛相比，持续时间长，程度轻重，且不易被硝酸甘油所缓解。心电图可出现短暂性ST段压低或T波改变。发作时出现暂时ST段抬高者称为“变异型心绞痛”。初发的劳力型心绞痛，恶化劳力型心绞痛及自发性心绞痛，均称为“不稳定型心绞痛”。

3.急性心肌梗死 表现为突然发生的剧烈持续的心绞痛，个别患者可表现不典型或无疼痛。死亡率较高。

4.心律失常 患者可出现各种心律失常，多在以上症状基础上出现，但也可是冠心病的唯一症状。

5.心肌长期缺血缺氧 可引起心肌广泛变性和纤维化，导致心脏扩张。临床常表现为心功能不全为主的综合征，称为缺血性心肌病，预后较差。

6.原发性心脏骤停 由心律失常引起，如不及时抢救，易导致猝死。

【护理】

1.术前护理

（1）由于手术时间长，危险性大，并发症多，术前应给患者及家属做充分的心理疏导，鼓励患者叙述恐惧、紧张的心理感受；让其与手术成功的患者交谈，听取他人的亲身体验，增加对手术的信心；带患者参观术后监护室，了解各种监护仪，呼吸机等设备使用时所发出的声音，以减轻其术后焦虑、恐惧心理，指导家属尽可能帮助患者缓解来自各方面的压力。

（2）预防和控制感染：指导患者戒烟，冬季保暖，避免着凉，预防感冒和呼吸道感染。注意口腔皮肤卫生，避免黏膜和皮肤破损，积极治疗感染病症。

（3）术前给予充分的镇静、镇痛处理。防止因情绪紧张而诱发心绞痛，应用冠状动脉扩张药预防冠状动脉痉挛，给 β 受体阻滞剂降低心肌耗氧量。

（4）饮食与营养支持：术前应鼓励患者进食，保证足够的热量和丰富的维生素，以增加机体对手术的耐受力。冠心病患者应低脂、低胆固醇饮食。心功能欠佳者，限制钠盐摄入，食欲较差者，可经静脉补充营养素和液体。

（5）对高脂血症、高血压、糖尿病者，术前用药物控制后方可实施手术。

（6）控制病情，预防并发症。术前应卧床休息，严密观察胸痛情况，判断疼痛性质，遵医嘱用硝酸甘油等药物。术前3—5天停服抗凝剂、洋地黄、奎尼丁、利尿剂等药物。给予口服氯化钾，以防止患者术中出血不止或发生洋地黄毒性反应及心律失常。

（7）备皮、交叉配血、药物过敏试验，并测量身高、体重、计算体表面积。

2.术后护理

（1）监测血氧饱和情况，血流动力学，心律、心电图变化等情况。

（2）呼吸机辅助呼吸4～6小时，至患者自主呼吸恢复后，根据动脉血气及心功能情况，逐渐脱离呼吸机和解除气管插管。对术前心功能不良者，应适当延长呼吸机应用时间，以减轻心脏负荷，避免发生心肌缺氧。

（3）连续监测患者的动脉血压、左房压及中心静脉压和心电示波，避免血压波动，及时纠正心律失常与心功能不全。血压偏高者可静脉滴注硝酸甘油以防止冠状血管痉挛。

（4）术后应立即摄正位胸部X片，了解心脏大小、形态和肺部情况，了解中心静脉通道与气管插管及胸部引流管的位置。

（5）维持血容量和水、电解质平衡，术后血红蛋白在100 g/L即可，血红蛋白过高会增加血液黏稠度和循环阻力。

（6）保持尿量：术后应保持尿量在1 mL/（kg/h）以上。尿量减少，如考虑血容量不足，应予补充。如效果不明显，可静脉推注呋塞米20～40 mg。

（7）术后次日口服阿司匹林75～100 mg，每日3次，以避免吻合口形成血栓。行动脉内膜剥脱术者，若术后无出血征象，应立即静脉滴注肝素100～200 mg/d，能进食后可给予华法林口服，抗凝治疗3个月。

（8）术后下肢用弹力绷带包扎，检查下肢血管处伤口有无渗血，弹力绷带包扎不可过紧，患肢抬高，每小时观察患肢末梢的血运情况。术后次日开始活动下肢，以免发生下肢深静脉血栓或血栓性静脉炎。

（9）鼓励患者早期活动，冠心病患者的血黏度高，易发生深静脉血栓栓塞，可轮流抬高下肢，有利于静脉血回流。

（10）对于心功能差或者低心排综合征的患者，应用主动脉反搏可延长舒张期，使冠状血管能够得到足够的血供和氧供。应用中密切观察术侧下肢血供情况。

【健康教育】

1.进食富含维生素的均衡饮食，应低脂饮食，伴心力衰竭者低钠饮食。

2.少食多餐，避免进食过量、便秘而增加心脏负担。

第三节 内覆膜支架治疗胸主动脉瘤术

【概述】

胸主动脉局限性异常扩大、变形或瘤样凸出，称胸主动脉瘤。病变可累及升主动脉、主动脉弓、降主动脉和胸膜主动脉。瘤壁包含正常主动脉全层者称真性主动脉瘤，瘤壁仅含主动脉的外层及周围纤维组织称假性动脉瘤，当主动脉内层破坏，血液进入管壁，在内层与中层之间剥离称夹层动脉瘤。

【临床表现】

多有高血压病史，男性多见，症状来自主动脉瘤的压迫。常表现为胸痛、肋骨、胸骨、脊椎受侵蚀时及脊神经受压迫时胸痛更明显。瘤体压迫上腔静脉可产生上腔静脉梗阻综合征。弓部瘤体压迫气管或供脑组织血管可产生刺激性干咳、呼吸困难及脑缺血。降主动脉瘤可压迫经喉返神经出现声嘶。压迫膈神经可致膈肌麻痹，压迫食管可出现吞咽困难。升主动脉升部扩张可引起主动脉瓣关闭不全、心绞痛或心力衰竭。夹层动脉瘤分离时疼痛较剧烈，呈持续性疼痛。当前胸部疼痛移向背部或从上背部移至腰部，提示剥离在继续进行。其主要三大并发症为阻塞、主要血管破裂、急性主动脉瓣关闭不全。

【护理】

1.给予抗高血压治疗，收缩压在90～110mmHg。给予降压药硝普钠，剂量为0.5～5ug/（kg·min），持续泵入，同时给予β受体阻滞剂可以降低血压。每小时分别测量左右上肢血压并记录，严密心电监护，注意心率、心律改变，维持稳定的循环功能。

2.严密观察病情变化，以判断主动脉夹层进展及严重并发症的发生，绝对卧床休息，持续吸氧，避免因过度用力而诱发瘤体破裂。

3.心理护理及术前宣教，大部分患者多发病突然，病情严重而感到紧张、恐惧，引起血压波动，诱发动脉瘤破裂。因此护理人员要关心体贴患者，详细介绍支架治疗的安全性及优势，使患者保持平静心态，积极配合。保证患者充分休息，每晚口服艾司唑仑。待病情稳定，血压控制后择期将治疗方法、过程及术后注意事项做进一步介绍，并做介入治疗前的常规准备工作。

4.治疗后严密观察患者心率、心律和呼吸的变化，监测血流动力学指标。充分供氧，控制心率80次/分左右，间断心电图描记，给予镇静剂和镇痛剂。

5.治疗后为避免再次夹层分离出血，应继续严格降压治疗，首选硝普钠，剂量0.5～5ug/(kg・min)，维持收缩压90～110mmHg，48～72小时后改为口服降压药及β受体阻滞剂控制血压，维持循环稳定。

6.该介入治疗后的并发症多见于穿刺部位出血、假性动脉瘤形成、支架移位、感染等，术后绝对卧床24～48小时，下肢制动6～10小时。严密观察刀口、肢体末梢循环、足背动脉搏动及有无感染。加强基础护理。

7.持续抗凝3～6个月，继续服用降压药物，指导患者家属或患者掌握血压监测方法，定期来院复查。

第四节　心脏移植术

【概述】

将一个个体的器官或组织植入另一个个体称为移植。在过去的二十几年中，心脏移植已成为终末期心脏病患者的有效治疗方法。随着免疫抑制疗法的改善、排斥反应诊断水平的提高、外科技术的完善、心肌组织保护方法的改进，以及在诊治长期免疫抑制所致的感染和恶性肿瘤方面的进展，心脏移植得到了广泛的认可，移植的短期和长期效果得到了很大的提高。

1.适应症 ① 心功能4级；② 年龄小于50岁；③ 与供体A、B、O血型相符；④ 射血分数小于0.2或0.15。

2.供体心脏的选择

（1）供体必须符合以下条件

① 血流动力学稳定，仅用小剂量正性肌力药物支持正常的血压，CVP＜10cmH_2O。

② 无冠心病危险因素及其他心脏病史。

③ 排除活动性感染，如细菌、真菌、病毒感染等。

④ 与受体A、B、O血型相符合。

⑤ 超声心动图示整体和局部心室正常，房室瓣和半月瓣功能正常，心脏内无较大的结构异常。

⑥ 除ST段和T波改变外，心电图正常。

⑦ 供体心脏射血时间最好少于4～6小时，取心时肉眼检查供体正常。

⑧ 男性年龄小于40岁，女性年龄小于45岁，体表面积大于受体体表面积的70%，供体与受者心脏大小相似。

⑨ 无滥用药物史及心搏骤停史。

⑩ 符合脑死亡标准，家属同意捐献心脏。

【护理】

1.术后延期处理患者要在单人病房护理，室内严格消毒，医务人员进入病房要戴口罩、帽子、穿无菌隔离衣，禁止其他人员进入。护理工作要严格无菌操作，连续做血尿样细菌培养。患者病情稳定后，外出要戴口罩，术后要用有效的抗生素预防感染。

2.循环功能的监测

（1）连续心电导波观察，及时发现心律失常。

（2）连续测量动脉压、左房压及中心静脉压和心电示波，避免血压波动，及时纠正心律失常及心功能不全。

（3）维持足够的血容量，保持循环功能稳定。术后补液应参考动脉压、CVP、肺楔压、心排血量、尿量、引流量及化验检查。一般成人每日总量不超过1800 mL。血球压积维持在30%～35%，若低于30%，适当输全血。术后24～48小时可给予白蛋白和利尿剂，以排出体内过多的水潴留。

（4）术后早期给予正性肌力药物，保持循环功能稳定，术后高血压可增加心肌耗氧量，可应用硝普钠维持血压。

3.呼吸系统的监测

（1）呼吸道管理：术后应用呼吸机辅助呼吸，根据血气分析结果调整呼吸参数，待患者清醒，自主呼吸平稳，循环功能稳定后拔除气管插管，以减少肺感染的危险。

（2）及时清理呼吸道分泌物，保持呼吸道通畅，预防肺部感染，术后肺部感染是早期死亡的重要原因。

（3）拔管后继续应用湿化氧气数天，鼓励患者咳嗽排痰，有利于肺扩张。

（4）术后应经常摄正位胸部X线片，目的是了解双肺复张和胸腔内渗液情况。

4.肾功能的监测：术后监测患者的尿量（成人＞30 mL/h，儿童＞1 mL/kg·h），血尿素氮和肌酐水平的变化。

5.预防感染：最大限度减少免疫抑制剂的用量，预防性应用抗生素。针对霉菌感染应用两性霉素B。

6.排斥反应的观察：用免疫抑制剂，观察有无排斥反应。排斥反应的临床表现是逐渐加重的咳嗽、气短、动脉血氧饱和度下降，心电图QRS波电压降低及心功能不全。

第八章　胸外科疾病的护理

第一节　全肺切除合并上腔静脉置换术

【概述】

肺癌中晚期，癌肿合并淋巴结转移融合成团，包绕压迫上腔静脉或癌肿直接侵犯上腔静脉，出现上腔静脉阻塞综合征（superior vena cara syndrome，SVCS）表现，严重者出现脑静压增高，危及生命。近年来，实施肺癌切除术的同时，行上腔静脉置换术或旁路手术，使症状缓解，改善生活质量，提高生存率。

【临床表现】

肺癌的临床表现与癌肿部位、大小、是否压迫侵犯邻近器官以及有无转移等有关。早期可有刺激性干咳、痰中带血丝，继而出现发热、胸闷、胸痛、咳嗽加剧。侵犯上腔静脉后，出现呼吸困难、颜面水肿、颈静脉怒张、口唇发绀及眼睑瘀血、上半身静脉压升高等上腔静脉阻塞综合征表现。

【护理】

1.术前护理

（1）心理护理：大多数患者担心手术及麻醉意外的发生，对手术后果难以预料，均表现焦虑、恐惧感，影响休息睡眠。针对不同情况，护士应热情关心，多与患者沟通交流，提供患者医疗护理成功方面的信息，用娴熟的技术赢得患者的信任，树立战胜疾病的信心。

（2）合理营养及皮肤的护理：患者应卧床休息，给予营养丰富的低盐饮食，注意控制钠盐摄入量，以减轻身体上半部水肿。由于患者颈面部肿胀及结膜充血使皮肤抵抗力下降，易受损伤及感染，需加强皮肤黏膜护理，保持床单的干净平整，患者按时翻身、活动、皮肤保持清洁干燥。

（3）术前一般检查及护理：患者入院后详细询问疾病史，做好全麻术前准备，了解患者心、肺、肝、肾功能，有无凝血异常，检查凝血酶原时间，准确测量体重，为术中应用麻醉药及计算血容量、术后补液提供依据。

（4）密切观察SVCS症状进展情况及监测生命体征变化，SVCS患者均有平卧时气短情况，尤以夜间为重，可取头高足低位，使纵隔下降，胸腔扩大，增加肺通气量，改善呼吸困难，减轻脑缺氧，同时给予低流量吸氧。剧烈咳嗽、呼吸困难及口唇发绀较重时，可给氧流量6～8L/min，注意呼吸、心率、血压的变化并做好记录。注意测血压时应以左上肢为准，因上腔静脉血流受阻，静脉压增高，右上肢动脉压也增高。在建立静脉输液通道时，应选择下肢静脉输液，避免加重SVCS症状及静脉炎的发生。

（5）术前肺功能锻炼，指导患者学会正确咳嗽、排痰及进行深呼吸锻炼，每日进行锻炼3次，以增加肺活量，改善呼吸循环功能，提高术后咳嗽、排痰的效率可以促进肺复张，预防肺部并发症。

2.术后护理

（1）密切观察生命体征变化，观察患者呼吸、循环系统等方面的表现，如呼吸节律、深度、肺部呼吸音情况，定时监测动脉血氧分析及经皮测指端血氧饱和度。由于手术创伤大，患者心脏应激性增强，低氧血症使心肌缺血缺氧，易诱发心律失常，因此，应密切观察心律、心率变化，分析异常心电波形并及时处理。护士应掌握动脉血氧分析、水和电解质的正常值及意义，了解急性呼吸循环衰竭的早期表现以及时抢救处理。

（2）呼吸道护理：及时清除呼吸道分泌物，保持呼吸道通畅是缓解SVCS症状、预防肺部感染的重要措施。指导患者主动咳嗽与辅助咳痰相结合。主动咳嗽是嘱患者以腹式呼吸为基础，在吸气末时引发咳嗽；辅助咳痰措施有超声雾化吸入及手法拍背助咳，酌情予以祛痰药。雾化吸入时可给予一定剂量的抗生素及蛋白溶解酶，以消炎祛痰，湿化气管及稀释痰液，协助翻身拍背，使气管内分泌物便于排出。

（3）严密观察并记录SVCS改善情况及严格控制出入量，每小时测量中心静脉压，维持在0.588～0.981kPa；观察颜面、上半身水肿消退情况，遵医嘱给予利尿药物以缓解体内液体滞留，促进局部水肿消退，减轻心脏前负荷，控制进入量及钠盐摄入量，注意在静脉输液时控制输液速度，避免造成肺水肿及心衰发生，准确计算出入液量并记录。

（4）胸腔引流管的管理及出凝血的观察：患者出血量与一般开胸手术不同，出血量多少与术中止血情况，与残存体内的肝素在一定时间内所发挥作用及术后次日起服用抗凝药有关。因此，保持胸管通畅，及时、准确记录单位时间的引流量及性质，每30分钟挤压1次胸管，观察引流液的浓度，计算累积量，若出血过多，及时输血补液，防止出血性休克。

【健康教育】

SVCS患者行上腔静脉置换术后，因口腔静脉压力降低，血流缓慢，且管腔容易受压，易导致血栓形成，使管腔再度闭塞。因此，患者在术后第二天起服用潘生丁25 mg，每日2次，复方丹参片3片，每日3次，抗凝半年，并嘱患者定时复查凝血酶原时间，警惕抗凝药物用量，保证抗凝治疗安全有效。

第二节　同种异体胸骨移植术

【概述】

用深低温保存的异体胸骨，置换因病变需要切除的胸骨，以重建胸廓，维持其稳定性、完整性，兼顾美观。

【临床表现】

胸骨肿瘤在早期多无症状，有些小的肿瘤常在查体时被发现。随着肿瘤的生长增快，常出现局部疼痛、压痛和包块严重者疼痛呈持续性。当肿瘤向胸腔内生长时压迫周围器官可出现咳嗽、胸腔积液等。

【护理】

1.同种异体胸骨移植术因需切除病灶胸骨，损伤范围大，又极易损伤胸膜，因此，手术采用气管插管全麻。术后应按全麻后常规护理。

2.切胸骨时往往渗血较多，术后应注意生命体征变化，补充足够的血容量。

3.同种异体胸骨当前最多制备方法是，采用液氮深冻和冻干方法制备。因此，严格要求做好胸骨复温，严格无菌操作和控制水温（40℃）。因复温时间较长，故异体胸骨的复温应在手术开始前进行，以免延长手术时间。

4.术后胸骨修复区用沙袋压迫，防止遗留空隙影响愈合。

5.术后胸带固定以保证胸骨稳定性，早期禁止患者扭曲胸部，防止剧烈活动，以避免同种异体胸骨移位。

6.保持胸骨后引流通畅，注意引流液的量和性质，每次定时30分钟挤压引流管，防止堵塞。

7.注意体温变化，异体骨移植的免疫排斥反应及感染（非无菌胸骨引起）或胸腔积液均可引起体温升高，要注意观察体温变化，及时发现病情变化，及时处理。

【健康教育】

注意预防保健，防止感冒；胸骨后引流未拔者，注意保持引流部位和引流瓶清洁，每周更换敷料和引流瓶1次；1个月后复查，期间如有不适可随时复查；1个月后若X线显示骨痂形成愈合良好，可适当做胸部运动。

第九章　神经外科疾病的护理

第一节　蝶鞍区肿瘤摘除术

【概述】

蝶鞍部肿瘤的种类较复杂，按发生部位的差异，分为鞍上、鞍内、鞍旁、鞍前、鞍后及鞍底肿瘤。鞍内肿瘤主要是垂体、腺瘤；鞍上肿瘤主要是脑膜瘤、生殖细胞瘤、颅咽管瘤、上皮样囊肿、视交叉胶质瘤等；鞍前肿瘤主要是鞍蝶骨平台脑膜瘤；鞍底部肿瘤主要是蝶窦肿瘤等。

【临床表现】

鞍区肿瘤根据其生长部位不同而有不同的临床表现。

1.最常见的症状是不对称视力障碍和视野缺损。

2.额部同侧性头痛亦较常见，也有颞部或顶部疼痛。

3.少数患者出现幻嗅、嗅觉减退或消失。

4.部分患者出现内分泌障碍，表现为性欲减退。阳痿或闭经、毛发脱落、肥胖等。

【护理】

1.术前护理

（1）心理护理：因患者对病情及手术中的情况不了解，会产生各种顾虑及焦虑而产生消极影响，故应及时细致反复地向患者做好解释工作。

（2）术前准备：向女性患者询问月经史，术前帮助患者锻炼床上大小便以及去枕平卧位，术前做好青、普皮试，按全麻患者手术前准备。保证患者充足睡眠，保持良好的精神状态，难以入睡的患者可根据医嘱给予乐啶0.4～0.8mg口服，也可饮用一杯热牛奶，保持良好的精神状态。

（3）术前备皮。

2.术后护理

（1）向医生了解患者术中情况，大致了解患者及肿瘤性质、部位、大小及失血量。术后6小时按全麻术后护理，去枕平卧。根据医嘱给予吸氧，保持患者呼吸道通畅，观察神志、瞳孔、呼吸、血压的变化。

（2）合理应用抗生素及止血药物，防止患者术后出血及感染，适量应用激素减轻脑水肿。

（3）观察体温、脉搏、呼吸、血压的变化。术后1～2天有吸收热，一般不超过38.5℃，无需做特殊处理，术后5～7天是感染的高发阶段。如患者出现持续高热，应及时报告医生，严密观察生命体征及意识状态，有无剧烈头痛、呕吐的发生。

（4）全麻患者由于麻药不良反应，可造成呕吐。向患者及其家属解释并做好示范，呕吐时，使头偏向一侧，以防止误吸。若呕吐物中有血丝，是因为手术时剥离上唇及鼻中隔黏膜，出血下咽所致。

（5）根据医嘱，持续面罩吸氧，患者全麻用氧可使通气功能改善，提高氧浓度，提高氧饱和度。

（6）严密、准确记录出入量，观察患者有无多饮多尿现 象。手术中牵拉、损伤垂体柄及垂体后叶时，可造成抗利尿激素分泌障碍，使尿量增多，严重者甚至尿崩，以不超过200 mL/h为宜。如超过应遵医嘱给予双氢克尿噻50mg口服，每日3次，效果好，尿量逐渐减少，2日后尿量恢复正常。

双氢克尿噻为利尿剂，大剂量应用具有抗利尿作用，作用机制为增加Na^+、Cl^-的排出，造成负盐平衡，导致血浆渗透压降低，减轻口渴感，减少饮水量，也使细胞外容量减少，导致尿量减少。

若有尿崩，可用垂体后叶粉0.25 mL，皮下注射，从小剂量开始，逐渐加大剂量，协助医生做好生化检查，以防水、电解质紊乱。

（7）严密观察神态、瞳孔、呼吸、血压及体温变化，若有异常，及时报告主管医生。术后3日可有低热，一般不高于38°，为手术吸收热，向患者及其家属做好解释。

（8）患者鼻腔塞满碘仿纱条。张口呼吸，可在口腔上敷一双层湿纱布，以清洁、湿润空气，平卧4～5天后，拔除碘仿纱条，可正常呼吸。

（9）患者术后6小时禁饮食。6小时后进水，次日进流质食，2日后为半流质，3日后改为普食，多食高热量、高蛋白质、高维生素食物，以补充营养。

（10）注意保暖，预防感冒，保持大便通畅，多食水果、蔬菜等粗纤维食物，便秘时用开塞露1～2支肛注，以防因打喷嚏或阵发性咳嗽，以及用力排便造成一过性颅内压增高，使蝶窦修补处出现漏口，造成脑脊液鼻漏。

（11）若有视力、视野异常，术后要与术前对比，观察疗效。

第二节 神经外科立体定向术

【概述】

脑部立体定向手术是利用定向仪将操作器械，如脑针、电极、脑组织切割刀、吸引管等通过颅骨钻孔，放到脑深部某些结构中进行操作，目的是制造一个人工活化灶，改变脑功能以减轻或消除疾病症状；或放置电极进行电生理研究；或取出组织进行病理检查；或去除病灶，如清除血肿或肿瘤囊液等、

这种手术包括两个步骤：首先是定出目标结构（靶点）在空间的坐标位置，称“定位术”；第二步是按此坐标将操作器械放到靶点进行操作，称“导向术”。

【护理】

1.术前护理

（1）心理护理：由于手术在局麻下进行，局麻的弱点是止痛不完全，另外，在术中患者保持意识清醒，手术要在定向仪的引导下进行，患者会有一定的恐惧感。手术前，要耐心向患者解释手术过程，以征得其积极配合。同时，给予适当的心理疏导，对少数不能配合的患者，如有精神症状的患者，只能采用全麻。

（2）CT或MRI等检查，以精确定位。

（3）常规术前化验检查，如血常规、血小板及出凝血时间、胸透、心电图等。

（4）术前颅内压明显增高者，先应用20%甘露醇250 mL脱水治疗，在降颅压处理的同时，应用地塞米松10～20mg，以提高机体的应急功能。

（5）对高血压脑出血的患者，术前要适当控制血压。已有呼吸道梗阻者，可先行气管插管或气管切开，以改善呼吸功能。

（6）术前其他常规准备，如剃头、禁饮食，苯巴比妥钠、阿托品肌肉注射，做青霉素皮试，更衣等。

2.术后护理

（1）严密观察意识、瞳孔、呼吸、血压及肢体、活动情况。

（2）对有引流管者，注意保持引流管通畅，观察引流液的颜色、性质和数量。

（3）术后可发生脑水肿，表现为颅内压增高症状，头痛、恶心、呕吐，可用甘露醇脱水治疗。

（4）保持头部敷料干燥，严格无菌操作，应用抗生素，预防颅内感染。

（5）并发症的防治：颅内再出血是术后严重的并发症，可发生在硬膜外、硬膜下、脑实质内和脑室内出血等。术后要严密观察意识及生命体征变化，及早发现再出血。一旦病情变化，应对症治疗并及时复查CT。如血肿形成造成压迫症状时，立即行开颅手术清除血肿。

（6）高血压脑出血的老年人，由于抵抗力低、代偿能力差、动脉硬化等，术后要积极预防肺部感染、消化道出血等并发症，以提高治疗效果。

第三节　脑脓肿

【概述】

脑脓肿（intracerebral abscess）是细菌入侵脑组织引起化脓性炎症，并形成局限性脓肿。

【临床表现】

多数患者有近期感染史，如慢性中耳炎或鼻窦炎的急性发作、肺或胸腔的化脓性感染等。

1.疾病早期　出现急性化脓性感染的局部和全身症状，如畏寒、发热、头痛、呕吐及颈项强直。

2.脓肿形成后　脑脓肿作为颅内占位性病变，可出现颅内压增高及局部脑受压症状，颅内压增高可致脑疝；若脓肿接近脑表面或脑室壁且脓腔较薄时，可突然溃破，造成急性化脓性脑膜炎或脑室炎；患者可突发高热、昏迷、全身抽搐、角弓反张，甚至死亡。

【护理】

1.术前护理

（1）一般护理

①抬高患者头部15°～30°，减轻头痛症状，合并癫痫者去枕平卧，头偏向一侧。

②早期足量使用抗生素及脱水利尿药物。

③饮食：患者全身感染症状明显，剧烈呕吐者可暂禁食水。呕吐停止后可给予高热量、高蛋白质、高维生素、易消化流质或半流质饮食，注意食物的色香味；不能进食者，行静脉营养支持，改善全身情况，增强机体抵抗力。

④注意休息，避免不良刺激，预防咳嗽、便秘。

⑤术前禁食、禁饮水，备皮、备血。

（2）病情观察

①观察生命体征、意识、瞳孔变化及头痛、呕吐情况，注意有无头痛、恶心、呕吐等症状，警惕脑疝的发生；监测体温变化，高热者行降温处理。

②观察局部有无急性化脓性感染及全身症状，如：发冷、发热、头痛、呕吐、颈项强直；耳源性脑脓肿常伴有慢性中耳炎和乳突炎，血源性脑脓肿常伴有胸腔感染性疾患、腹部或盆腔炎症、脓毒败血症等。

③观察有无脑受压局灶症状，左颞叶脓肿常有失语，对侧偏盲及轻度偏瘫，额叶脓肿出现性格改变。

④脓肿破溃后患者出现突然昏迷、寒战、全身抽搐，甚至角弓反张。

⑤使用脱水剂，观察有无水、电解质失衡症状；大剂量使用抗生素，观察有无继发性感染，如真菌感染，落实基础护理。

⑥注意是否合并癫痫，观察开始抽搐的部位、眼球和头部转动的方向。

（3）症状护理

①高热的护理：物理降温，采用额部、腋下、腹股沟区局部冷疗，或冰枕、冰帽降温。注意保护耳郭，或采用温水擦浴（低于皮肤温度2°）、乙醇擦浴、冰盐水灌肠等；药物降温，适用于高热经物理降温无效者。用药过程中注意患者反应及降温效果，按医嘱行冬眠或亚冬眠疗法。

②头痛的护理：头部抬高15°～30°，保持病室安静，避免刺激，协助患者翻身，使患者舒适。持续低流量氧气吸入；按医嘱使用脱水剂；应用抗生素，控制感染病灶。

③抽搐的护理：患者平卧，头偏向一侧或侧卧位，吸出口鼻腔分泌物，保持呼吸道通畅；床边备急救药品及器械；使用镇静剂，如安定、苯巴比妥针剂。专人守护，床边加护栏，确保患者安全。

（4）术前准备

①术前进行支持、对症治疗，改善全身情况，增强抗病能力。

②术前晚禁食12小时，禁饮4～6小时，备皮，防止受凉。

2.术后护理

（1）一般护理

①术后患者平卧，观察意识、瞳孔及生命体征情况。

②保持引流管通畅，观察并记录引流液的性状及量，防止引流管扭曲、滑脱。

③待麻醉清醒后，无胃肠道并发症，即可进流质饮食，逐步过渡至普食。

④根据药敏试验选择敏感的抗生素，遵医嘱使用脱水剂和利尿剂。

（2）并发症的观察与护理

①化脓性脑膜炎：表现为全身感染症状，如：畏冷、发热、全身不适，并有咳嗽、流涕、咽痛等上呼吸道感染症状，明显头痛伴呕吐、颈项强直、全身肌肉酸痛，应选用敏感抗生素及激素，同时注意营养，水电解质平衡，防止脑水肿发生。

②脓肿复发：进行引流护理时，要保持引流管固定与通畅，拔管不宜过早。

③偏瘫、失语、癫痫：指导患者正确服用抗癫痫药物及肢体、语言功能的锻炼。

第四节　脑震荡

【概述】

脑震荡是颅脑损伤中最轻的一种，其特点是头部受伤后，立即发生中枢神经系统一时性功能障碍，神经系统检查无器质性体征。脑震荡可单独发生，亦可与其他脑损伤并存。

【临床表现】

1.意识障碍　一般程度较轻而时间短暂，昏迷时间不超过30min。

2.逆行性健忘现象（近事遗忘）清醒后不能叙述受伤经过，伤前不久之事亦不能记忆。但往事仍能清楚回忆。

3.神经症状　醒后常有头痛、头昏、畏光、耳鸣、恶心、呕吐、心悸失眠、烦躁、注意力不集中等症状，一般持续数日至数周后逐渐消失。有的患者症状持续数月或数年，临床中称为脑震荡后综合征或脑外伤后综合征。

4.神经系统检查　无阳性体征，脑脊液压力及成分正常。

【护理】

1.一般护理

（1）急性期卧床休息1～2周，避免头部剧烈活动。

（2）抬高头部15°～30°。

（3）头昏、恶心、呕吐者，遵医嘱行营养脑细胞治疗，早期行高压氧治疗。

2.心理护理

（1）减少刺激：减少外界刺激，酌情给予安神镇静剂。

（2）减轻焦虑：脑震荡的患者常伴有明显的近事遗忘，患者醒后不能回忆受伤当时及损伤前后一段时间内的情况，产生焦虑恐惧心情，护士应给予帮助，讲解本病的相关知识，帮助患者改变对脑震荡不正确的认识，减轻患者的焦虑感。

第十章　泌尿外科常见疾病的护理

第一节　膀胱损伤

【概述】

膀胱空虚时位于骨盆深处，不易受损伤，膀胱充盈时壁薄，伸展至下腹部，在外力作用下可发生膀胱损伤。

【病因】

1.开放性损伤　由锐器或子弹贯通所致，易形成腹壁尿瘘，膀胱直肠瘘等。

2.闭合性损伤　膀胱充盈时，直接暴力于下腹部或挤压下腹部，可致膀胱损伤。经尿道做膀胱器械检查或治疗，下腹部手术等可致医源性膀胱损伤。

【临床表现】

1.休克　骨盆骨折合并大出血，膀胱破裂致尿外渗或腹膜炎，易发生休克。

2.腹痛　腹膜内破裂时，满腹压痛，反跳痛及肌紧张，并有移动性浊音，膀胱壁损伤仅有下腹部疼痛和少量终末血尿。

3.血尿和排尿困难 膀胱破裂后尿液流入腹腔或膀胱周围，有尿意但不能排尿或排出少量血尿。

4.尿瘘　膀胱破裂与体表、直肠或阴道相通，引起伤口漏尿，膀胱直肠瘘或膀胱阴道瘘。

【护理】

1.术前护理

（1）密切观察生命体征：每1～2小时测血压、脉搏、呼吸1次，并观察患者全身症状。保持休克患者输血、输液快速通畅，补充血容量，提升血压。

（2）术前准备：血压平稳后，给患者备皮、备血，尽量少搬动患者，以免加重损伤。

（3）心理护理：主动关心、帮助患者、态度和蔼，解释手术的重要性及必要性，取得患者的信任，主动配合手术。

2.术后护理

（1）体位：麻醉作用消失血压平稳者，可取半卧位，以利于患者引流与呼吸。减少手术切口张力，减轻疼痛。

（2）饮食：应禁食2～3日，待肠蠕动恢复后可进易消化的半流质饮食。

（3）预防感染：注意体温变化，了解血尿白细胞计数变化，及时发现感染征象，加强刀口局部的护理，保持敷料清洁干燥，严格无菌操作，遵医嘱应用广谱抗生素，预防感染的发生。

（4）引流管后护理：引流管应妥善固定，保持引流通畅，翻身活动时避免引流管被拉出，扭曲，引流袋接口脱落，引流管一般手术后3～4日拔除。若发生感染或尿瘘延长拔管时间。

（5）留置尿管的护理：妥善固定，保持引流通畅，每日更换尿袋一次，尿道口每日两次用0.1%新苯扎氯铵棉球擦洗，保持会阴部清洁。嘱患者多饮水，每日2500～3000 mL，预防泌尿系感染的发生及尿管堵塞。

（6）心理护理：术后给予患者及家属心理上的支持，解释术后恢复的过程，术后疼痛，胃肠功能不良，各种引流管的放置多为暂时性的，积极配合治疗及护理可加快机体的康复。

【健康教育】

1.卧床　膀胱损伤的患者需卧床休息一段时间，应适当改变体位和翻身，预防压疮，在床上进行肌肉锻炼，防止肌肉萎缩和深静脉血栓的形成。

2.引流管　讲明保留各引流管的意义及注意事项，对长期带管者，教会自我护理的方法。

第二节　前列腺增生

【概述】

前列腺增生也称前列腺肥大症，是老年男性常见病。

【临床表现】

1.尿频　为最初症状，夜间较明显。

2.排尿困难　进行性排尿困难是前列腺增生最重要的症状；发展缓慢。轻度梗阻时排尿迟缓，断续，尿后滴沥。梗阻严重时排尿费力，射程缩短，尿线细而无力，终呈滴沥状。

3.尿潴留　梗阻严重时膀胱残余尿增多，长期可导致膀胱收缩无力，发生尿潴留，并可出现充溢性尿失禁。

4.其他　少数患者晚期可出现肾积水和肾功能不全的表现。

【护理】

1.术前护理

（1）充分了解患者各方面的情况，给患者做好心理疏导，态度和蔼可亲，使其树立战胜疾病的信心，解除其思想顾虑及恐惧感，前列腺增生大多数是老年人，许多患者体质较差，自理能力差，护士要耐心向患者介绍手术方法的安全性及愈后情况，同时也告诉患者，在治疗过程中出现的一些不适，使患者有良好的思想准备。

（2）对于长期卧床的患者，要协助其在床上活动，每2～3小时按摩皮肤受压处，防止发生褥疮和并发症，增加营养，增加机体的抵抗力。

（3）怀疑有泌尿系感染的患者，静脉应用抗生素或进行膀胱冲洗。

（4）鼓励患者多吃新鲜蔬菜、水果、粗纤维食物，防止便秘。必要时遵医嘱服用促进肠蠕动的药物果导、通便灵或开塞露肛注。

2.术中护理

接通电源，微机操作开始后，观察患者对治疗的反应。患者局部热感尿意，多数患者可以耐受，向患者解释是正常现象，这种情况多发生在温度逐渐上升阶段。达到治疗温度后可以逐渐缓解。另外，在治疗过程中，由于局部刺激作用，患者有尿频尿急或有便意。此时，嘱患者不要紧张，不要排便，排尿。有尿时，尿液会通过尿管流入尿袋，让患者尽量减少排尿动作，减少出血现象的发生。

3.术后护理

（1）密切观察生命体征　术后严密监测血压、心率，对术前心肺功能不佳及术中出血较多的患者用心电监护仪，观察记录脉搏、呼吸、血压，如有异常，随时通知医生。病情稳定后酌情测量。

（2）术后观察患者有无排尿不畅和血尿　由于前列腺血管丰富，出血一般多在术后24小时内发生，术后遵医嘱持续膀胱冲洗，严密观察引流液的色量。如出现引流液量少于冲洗液量或突然加深为鲜红色，立即通知医生及时处理。防止血凝块堵塞尿管。

（3）由于术后留置尿管，膀胱冲洗极易发生尿路感染，术后常规使用抗生素，保持尿液引流和冲洗管路无菌。妥善固定尿管及引流袋低于膀胱水平，保持尿道口清洁，每日用0.1%的氯己定棉球擦洗尿道口2次。

（4）由于手术后持续膀胱冲洗的刺激，常引起膀胱阵发性痉挛性疼痛，患者烦躁不安，痛苦难忍时，及时通知医生给予处理。应用哌替啶、布桂嗪、吲哚美辛栓等止痛药物，也可术毕用止痛泵持续止痛，减轻患者的痛苦。

【健康教育】

1.向患者及家属讲明术后保持大便通畅的重要性。避免用力排便而继发刀口出血，术后3～5天避免灌肠，肛诊，嘱患者多吃新鲜蔬菜和水果。

2.指导并协助患者翻身，预防褥疮的发生，协助患者拍背，教会患者深呼吸及其有效的咳嗽、咳痰，预防发生坠积性肺炎。

3.鼓励患者早期下床活动，要有家属协助，防止摔倒发生意外。

4.持续导尿者，间断夹闭尿管，定时放尿，形成反射性膀胱，锻炼膀胱的功能，避免拔管后不习惯形成尿潴留或尿失禁。

5.嘱每日饮水2500～3000 mL，白天多饮，晚上少饮，以免夜尿增多，影响睡眠。

6.戒烟酒，增加营养，增强机体抵抗力，有利于早日康复。

第三节　急性尿潴留

【概念】

急性尿潴留是一种常见急症，患者突然发病，膀胱内存有大量尿液而不能自行排出。

【临床表现】

发病突然，膀胱胀满但尿不出，患者十分痛苦，耻骨上可触及膨胀膀胱。

【护理】

1.术前护理

（1）饮食：为避免急性尿潴留的发生，嘱患者多吃粗纤维，易消化食物，以防便秘。忌饮酒及辛辣食物。鼓励患者多饮水，勤排尿。

（2）引流尿液：残余尿量多或有尿潴留致肾功能不良者，应留置导尿持续引流，改善膀胱逼尿肌和肾功能。

（3）心理护理：耐心向患者及家属解释各种手术方法的特点，减轻思想压力。

2.术后护理

（1）病情观察：老年人多有心血管疾病，加上麻醉及手术刺激可引起血压下降或诱发心脑并发症，应严密观察患者意识状态及生命体征。

（2）体位：平卧1～2日后改半卧位，固定或牵拉气囊导尿管，防止患者坐起或肢体活动时，气囊移位而失去压迫膀胱颈作用，导致出血。

（3）饮食：术后6小时无腹胀、恶心呕吐，可进流质饮食，鼓励患者多饮水，1～2日后无腹胀可恢复普食。

（4）膀胱冲洗：术后用生理盐水持续膀胱冲洗4～7日。

1.冲洗速度可根据尿色而定，色深冲洗快，色淡冲洗慢。

2.确保冲洗管道通畅，若引流不畅应及时施行高压冲洗抽吸血块，以免造成膀胱充盈，膀胱痉挛加重出血。

3.准确记录冲洗量和排量，尿量=排水量—冲洗量。

4.预防感染：患者留置尿管，易发生尿路感染，术后应观察体温和白细胞的变化，若有发热、畏寒等症状，注意保暖，遵医嘱应用抗生素，每日用氯己定棉球擦拭尿道口2次，预防感染。

【健康教育】

1.术后1～2个月内避免剧烈活动，如跑步、性生活等，防止继发出血。

2.如有溢尿现象，应指导患者经常锻炼提肛肌，以尽快恢复尿道括约肌的功能，其方法是：吸气时缩肛，呼气时放松肛门扩缩肌。

第四节　尿道损伤

【概述】

尿道损伤（urethral injury）是泌尿系统常见损伤，男性多见常由于骑跨伤或骨盆骨折，少数为医源性所致，按伤情分挫伤、裂伤和完全性断裂伤。按解剖情况分前尿道损伤（海绵体部）位于会阴部，后尿道损伤（前列腺部和膜部尿道），位于骨盆内、骨盆骨折的骨折端耻骨支，坐骨支可刺伤后尿道，前列腺部尿道由耻骨前列腺韧带固定于耻骨联合后下方，膜部尿道穿过并固定于生殖膈。当骨盆骨折时导致骨盆环前后径增大，左右径变小，耻骨前列腺韧带受到急剧的牵拉而被撕裂或连同前列腺突然移位，致使前列腺尿道与膜部尿道交接处撕裂或断裂，或尿道生殖膈撕裂致使穿过其中的膜部尿道撕裂或断裂。膜部尿道损伤亦可延及球部尿道，后尿道损伤常伴有膀胱或直肠等脏器损伤，如不及时处理或处理不当，极易发生尿道狭窄、梗阻、尿漏、感染，假道形成或性功能障碍等。常见表现有休克、尿道出血、疼痛、排尿困难及尿潴留、血肿或瘀斑，尿外渗等。

【临床表现】

1.症状

（1）创伤史：有无典型的骑跨伤，骨盆骨折以及有无器械检查或治疗史。

（2）尿道内出血：前尿道损伤有尿道外口滴血；后尿道损伤时若无尿生殖膈破裂，可于排尿后或排尿时有血滴出。另外，出血还可淤积于会阴和阴囊部位形成血肿。

（3）尿道疼痛：表现为尿道内灼痛，排尿时加剧，向阴茎头及会阴部放射。主要由于尿道外括约肌痉挛、尿道断裂或尿液刺激尿道内创面所致。

（4）排尿困难及尿潴留：表现为不能排尿或排尿费力，主要因尿道括约肌痉挛、尿道断端回缩失去连续性、周围血肿或外渗尿液的压迫以及骨折断端的挤压等因素所致。

（5）血肿与瘀斑：骑跨伤常有会阴部血肿瘀斑，阴囊肿胀，呈青紫色。

（6）尿外渗：前尿道损伤破裂，频繁排尿时可表现为阴茎会阴甚至下腹部尿外渗肿胀；后尿道断裂，尿外渗至膀胱、前列腺周围，可出现直肠刺激征状。若不及时处理，可继发感染，致组织坏死、化脓，严重者出现全身中毒症状，局部感染坏死可形成尿漏。

（7）休克：球部尿道损伤很少出现，骨盆骨折或合并有其他内脏损伤的后尿道损伤约40%发生休克，且为早期死亡的主要原因之一。

2.体征　阴茎、阴囊、会阴部皮肤青紫、皮下有淤血斑，局部肿胀明显，损伤时间较长者，可见耻骨上区隆起，能触到充盈之膀胱。后尿道断裂时，直肠指诊可触到前列腺尖部明显后移，且有柔软浮动感伴压痛。

【护理】

1.排尿护理。排尿前要先夹住引流管，经尿管向膀胱内注入呋喃西林100～300mL升，然后让患者站立排尿。最初排尿时有些疼痛，要鼓励患者勇敢面对。

2.对疼痛的护理。术后一般情况下会出现程度不等的疼痛。对年龄小的患儿，术后安排其家长陪住，满足患儿的心理依赖，并让其家长协助护理人员安抚患儿。对疼痛反应较强烈时，要根据医嘱给予镇静止痛药。

3.饮食护理。手术以后要吃流食，如奶类、果汁、菜汁、肉汤、各种营养液等，要求高营养、高热量、高蛋白质、低纤维素。这样既有利于切口的愈合，又能适当控制排便。要反复向患者及其家属讲明限制饮食的必要性。

术后过早排便的危害有：排便用力，可增加切口的张力；在排便排尿中枢的控制下，常大小便一起排，可使尿液通过未完全愈合的尿道伤口，产生尿道瘘；残余尿液滞留于再造的尿道内，易使伤口感染；手术切口距离肛门较近，粪便中的细菌进入到切口的深层组织易引起感染。要鼓励患者多饮水，一个作用是维持体内水、电解质平衡，另一个作用是有利于尿路的清洁，达到内冲洗的目的。

4.对伤口的护理。术后5到7天的时候伤口暴露，要求每日3次用过氧化氢清洗血痂，每隔4小时用碘附涂于切口周围及缝线处，每晚用棉签蘸液状石蜡滴于再造尿道外口处，也可用液状石蜡棉签轻轻向尿道口内插入，以避免因再造尿道外口粘连而增加排尿阻力。

第十一章　小儿科常见疾病护理

第一节　呼吸系统疾病护理

一、呼吸系统疾病护理

1.呼吸道隔离　呼吸系统感染性疾病的病原体主要有细菌和病毒两种。常见的细菌有肺炎双球菌、葡萄球菌、链球菌、大肠埃希菌等。常见的病毒有流感病毒、副流感病毒、合胞病毒、腺病毒等。凝固酶阳性的金黄色葡萄球菌及腺病毒致病力最强，病情凶险，病死率高。

呼吸系统感染性疾病应执行病室隔离。细菌性肺炎与病毒性肺炎应分室居住，以避免交叉感染。

2.病室环境　应保持病室空气新鲜、阳光充足、安静舒适，温湿度适宜，以利于呼吸道分泌物排出。

3.保证充分休息　因肺炎病变影响气体交换，休息可减少氧 消耗，保护心肺功能。

4.饮食　疾病使消化功能减弱，严重咳嗽易呕吐，应给富于营养、易于消化的食物。液体入量太多常加重循环负担，因此要适当减量。

5.口腔护理　按不同年龄及病情做好口腔清洁，减少继发感染。

6.保持呼吸道通畅　错误卧位、鼻咽腔及气管内分泌物或干痂可使呼吸道不通畅，影响通气，加重缺氧和呼吸困难。因此，应定期清除鼻咽部分泌物，痰多者予以吸痰和变换卧位，鼓励患儿咳嗽。

7.对症护理

（1）退热镇静

退热：参见发热护理常规。

镇静：持续烦躁，按医嘱给适量镇静剂。

（2）氧气吸入：持续呼吸困难给氧气吸入。吸氧常用鼻导管、口罩法和雾化吸氧，后者指缺氧明显，有痰液黏稠者，吸氧可提高血氧浓度，减轻心肺的代偿负担，减少并发症。

8.密切观察病情：重症肺炎患儿由于缺氧和二氧化碳潴留，常合并心功能不全、弥散性血管内凝血、呼吸衰竭以及其他重要器官的并发症。因此，应密切观察临床症状的变化，及时与医生联系，早期发现并发症，及时治疗。

二、支气管肺炎护理

支气管肺炎是末端小支气管与附近的肺泡发炎。肺小叶的小部分或全部受累，故称小叶性肺炎，最常见于婴幼儿。由肺炎双球菌或一般呼吸道病毒所引起的，轻症约1周痊愈，重症有呼吸困难发绀。有的患儿可出现心肺功能不全等并发症。

1.呼吸道隔离：患儿按病原体、病程及病情轻重分室居住。接触腺病毒、金黄色葡萄球菌、绿脓杆菌等肺炎与危重患儿，要求医务人员和家属戴口罩，避免在原肺炎基础上继发感染。

2.病室环境：病室应整齐、清洁、舒适，每日通风3次，每次10～30分钟，避免对流风，通风后在病室内洒热水，拖地，保持一定湿度。

3.休息：有发热、气促均应卧床休息，咳喘患儿设半卧位，病情稳定后适当活动。

4.饮食：幼儿选半流饮食，婴儿可选乳类，呛咳患儿可选糕干粉牛奶，用小奶孔奶头喂给，每吸吮3～4次拔出奶头使患儿休息片刻。每日总液量、热量、输液速度同腺病毒肺炎护理常规。

5.口腔清洁：婴幼儿奶后饭后饮水，学龄儿早、晚漱口刷牙，重症患儿做口腔护理。

6.对症护理

（1）发热：按发热护理常规。

（2）烦躁：烦、喘、憋时，按医嘱给适当镇静剂，必要时可给氧气吸入或行冷空气疗法。将患儿头颈部盖好，暴露口鼻，打开窗户，避免对流风。

（3）腹胀：抬高床头，做肛管排气。

7.观察病情变化：观察患儿精神、神态、面色、脉率、呼吸、缺氧等变化，观察咳喘体质、痰的颜色、量、气味，及早发现并发症，及时与医生联系，及时治疗。

三、腺病毒肺炎护理

腺病毒肺炎多见于6个月至2岁小儿，以3型与7型腺病毒为主要病原体。以骤然高热、嗜睡、剧烈咳嗽、呼吸困难、面色青灰为特点，伴消化道症状，易并发心力衰竭、中毒性脑病、弥散性血管内凝血及继发细菌感染。

1.呼吸道隔离　根据病情及病程患儿分住单间病室，严格遵守免陪住制度，母亲喂奶要戴口罩。医护人员进病室要戴口罩。

2.保持病室清洁舒适　病室空气要新鲜，阳光要充足，定时通风，每次10～30分钟，避免对流风，注意保暖。保持室温在20～22℃，维持相对湿度在50%～60%，保持湿度措施应在通风后进行。每日1～2次紫外线照射，灯管离照射面为1m，每40分钟挪动一次照射面。

3.保证患儿休息　危重患儿应集中检查与护理，动作轻快，减少翻动。

4.保持呼吸道通畅

（1）平卧时稍将颈后部垫起，枕冰袋时可用3块布垫，横叠4折，垫在肩颈部，避免下颌贴于前胸，因气管弯曲容易造成呼吸不畅。

（2）用平镊挤出鼻孔的干痂，涂以液状石蜡，随时擦净分泌物。

（3）吸痰动作要轻准，避免刺激咽部损伤黏膜。

5.中药汤剂的喂法：危重患儿汤药最好浓煎30～50 mL，加糖，分3～4次喂入。呼吸困难的患儿用滴管由口角慢慢滴入。

6.入量：液量过多加重心肺负担，液量过少常使呼吸道痰液黏稠，不利于排出，故每日总液量按生理需要60～80 mL / kg计算，随体温升高1℃，液量增加10%左右，憋喘者或合并DIC还可适当增加，热量为每日50~60 kcal / kg，选用维持液，输液速度6～10滴/分，计出入量。

7.对症护理

（1）退热：首选物理降温，枕冷水袋、冰袋，39.5℃以上给酒精擦浴；其次可用药物降温，口服阿司匹林、肌内注射阿尼利定。高热惊厥时可在药物降温的同时采用物理降温。高热恶寒者用中药、针灸降温，不宜用冰袋。年幼儿或有出血倾向时可枕冷水袋或作温水擦浴，水温33～35℃。

（2）镇静：持续烦躁不安者，按医嘱给镇静剂。

（3）氧气吸入

适应症：

①临床有缺氧症状，安静后不好转者。

②血气分析，氧分压小于8.0kPa（60mmHg）或氧饱和度小于80%者。

③有心功能不全或末梢循环不良者。

吸氧方法的选择：

①间断口罩吸氧法：用于烦躁、哭闹后缺氧。

②持续口罩吸氧或鼻管吸氧法：用于安静时有缺氧症状，但无呼吸道梗阻者。

③超声雾化吸氧法：用于哮喘发作，或痰液黏稠者，分泌物不易咳出等，必要时在雾化液中加入止咳、化痰、平喘。

（4）腹胀的处理：抬高床头，减少腹腔脏器对横膈压力。用葱白泥或松节油敷腹部，针刺足三里、合谷、中脘等穴。严重者肌内注射新斯的明，再作肛管排气。合并麻痹型不完全性肠梗阻，按医嘱禁食、做胃肠减压。

8.并发症的观察与护理

（1）心功能不全：临床表现为持续烦、喘、憋、面色发灰，吸入氧气及用镇静剂后不缓解，以及有心率增快、心音钝、肝脏增大、颜面水肿，为心功能不全，是使用洋地黄的适应症，护士应熟悉掌握。使用洋地黄类药物治疗，服药前测量脉搏，经第二者查对药量、给药途径后方可使用。治疗过程中，观察食欲减退、恶心、呕吐、色视、心率减慢、心律不齐等毒性反应。使用钙剂与注射洋地黄的时间两者至少间隔4~6小时，钙剂应稀释后静注。患儿需安静休息，适当限制入量，按医嘱使用利尿剂，减轻心脏负担。

（2）中毒性脑病：多见于病程之极期，临床可见深嗜睡、躁动、肌张力增高、抽搐、昏迷，呼吸障碍等症状。抽搐者按医嘱先给予镇静止抽；准备脱水剂，及时按医嘱使用。神志不清者，按昏迷护理常规护理。

（3）呼吸性酸中毒（又称高碳酸血症）：由于通气功能障碍，二氧化碳潴留所致。临床可见呼吸深长、面色潮红、口唇甲床由发绀转樱桃红色、肢体由凉转暖、呼吸困难较前加重，昏迷、肌张力增高、有不同程度的球结膜水肿和血压升高。观察上述临床表现，及时向医生报告，注意吸痰，改善肺通气。

（4）弥散性血管内凝血（DIC）：临床可见面色苍白、精神极度委靡、四肢凉、腹胀、肝脾肿大、喘憋加重，继而发生皮肤、黏膜、肺、消化道出血。观察大便性状、呼吸道分泌物颜色，皮肤黏膜出血斑点。参照血气分析，及早吸氧，并适当保暖，按医嘱调整输液的质和量。准备配血、输血及特殊药物（如低分子葡萄糖酐、肝素、鱼精蛋白）等。

（5）积极预防继发感染

①严格执行腺病毒肺炎的一切消毒隔离制度。

②密切观察病情变化，如病程10～14天后体温渐退，而又发高热，喘憋加重，痰液黏稠色黄，及时向医生反映。

③根据医嘱及时合理使用抗生素。

9.恢复期护理

（1）有轻度喘憋者，要由间断吸氧过渡到停氧。逐渐增加饮食的质和量。适当抱起活动，每日1～2次，每次10～20分钟，患儿要保暖，活动适宜，避免病情再次加重。

（2）早期出院，协助家长掌握出院后护理，衣着适宜、舒适，充分休息，保证营养，定期复查。

四、呼吸衰竭的护理常规

呼吸系统输入氧气及排出二氧化碳的功能不能满足人体代谢需要时，称为急性呼吸衰竭（ARF）。一般以动脉血氧分压$PaO_2 < 6.7$kPa(50mmHg)，动脉血二氧化碳分压$PaCO_2 > 6.7$kPa（50mmHg）为准。主要表现是呼吸困难、发绀、神志改变和心律失常。在临床护理中，早期发现呼吸衰竭的先兆，是抢救呼吸衰竭患儿成败的关键。

1.密切观察病情变化

（1）呼吸困难：主要表现为呼吸节律不整，出现各种异常呼吸，严重可出现下颌呼吸，呼吸次数减少，呼吸微弱、二氧化碳分压明显上升，氧分压明显下降。

（2）早期缺氧主要心率增快，血压升高，面色发青或苍白，唇色和甲床明显发紫。也可由于缺氧心律不齐，心力衰竭或发生心源性休克。

（3）神经系统：严重呼吸衰竭，意识障碍、昏迷、惊厥等。

2.对症护理

（1）护理目的在于改善呼吸功能，维持血液气体正常，争取时间渡过危机，更好纠正原发病。

（2）患儿放置抢救室，设有氧气、吸痰器及急救药品的房间。

（3）迅速建立静脉通路，如酸中毒要准备5%碳酸氢钠2～5 mL/kg。

（4）病室保持空气新鲜，注意温、湿度，勿使空气过于干燥。

（5）根据临床缺氧程度应用氧气疗法：纠正通气不足和通气与血液比例不调所引起的呼吸衰竭，在一定范围内也能改善呼吸衰竭。所以护理人员要正确掌握给氧原则，合理调节给氧浓度。轻度缺氧，PaO_2＜10.3kPa（80mmHg）；中度缺氧，PaO_2＜8.0kPa（60mmHg）；重度缺氧PaO_2＜5.3kPa（40mmHg）。给氧方法可选择鼻管、鼻塞、面罩、头罩、氧气罐等。给氧流量为大、中、小氧流量。鼻管氧应1～2L/min，头、面罩应3～4L/min，氧气帐应4～5L/min。氧浓度最大量不超过60 %。注意，长期高浓度给氧可引起氧中毒。中度缺氧给30%～40%氧，重度缺氧给50%～60%氧为宜。

（6）呼吸兴奋剂使用：使用兴奋呼吸中枢或刺激颈静脉窦和主动脉体反射性地兴奋呼吸中枢增加通气量的药物，前者静推尼可刹米每次0.05 mL/kg，后者静推洛贝林每次0.3～1 mL。

（7）吸氧指征

①临床上有缺氧症状，安静后不好转者，但无明显呼吸困难及发绀血氧分压＞8.0kPa（60mmHg）。

②严重发绀，呼吸困难，严重缺氧又有大量二氧化碳潴留，应给以低浓度（24%～28%），低流量持续给氧为宜。

③发绀明显，有呼吸困难，神志清楚，血氧分压＜6.7kPa（50mmHg），$PaCO_2$＞6.7kPa（50mmHg），缺氧同时有二氧化碳潴留，应控制给氧。

④单纯缺氧而无二氧化碳潴留者，有心功能不全或末梢循环不良者，应给予高浓度氧吸入。一般为50%～60%，不得再高。

（8）保持呼吸道通畅：呼吸道通畅对改善通气功能有重要作用。口、鼻、咽部的黏痰可用吸痰管吸出，个别病例蛔虫也可梗阻上呼吸道。昏迷患儿头部应尽量后仰，以免舌根后倒，有呕吐患儿应侧卧，以免发生误吸和窒息。

痰液黏稠附着力大时不易咳出，可用超声雾化湿化呼吸道分泌物。呼衰时局部雾化配液；半张盐水50 mL、庆大霉素4万单位、地塞米松2 mg、异丙肾上腺素1 mg，随时观察气道阻塞情况 及时吸痰。

（9）呼衰不见好转时，准备插管和气管切开的用物，及时通知耳鼻喉科医生会诊。按气管切开护理常规处理。

五、支气管哮喘护理

支气管哮喘是一种发作性的变态反应性疾病，小支气管痉挛所产生的一种阵发性喘息，使呼吸发生困难、带有哮鸣音。多在幼儿期起病，常有个人过敏史及家族史，大部分患儿在青春期前后发作减轻。

1.病室要空气新鲜，阳光充足，环境要安静舒适。室内避免放置花草、鸟羽等易引起过敏物质。

2.休息：半卧位，喘憋患儿及时给氧。

3.避免一切导致上呼吸道感染的因素，持续发作要控制感染。

4.吗啡会抑制呼吸中枢，并使支气管平滑肌紧张度增强，导致呼吸困难加剧窒息，因此本病禁用吗啡。

5.饮食宜选高蛋白质、高钙、低碳水化合物、低盐的半流或软饭。避免诱发哮喘发作的食物如牛奶、蛋、鱼虾等。

6.及早发现发作先兆，如喉痒、胸闷、干咳、烦躁不安等，及时与医生联系，按医嘱给镇静解痉剂。发作时呼吸困难，给氧吸入，使用超声雾化时按医嘱在雾化液中加平喘、抗炎药物，如蒸馏水30～50 mL，异丙肾上腺素1 mg，地塞米松2 mg，α糜蛋白酶5 mg，庆大霉素4万单位或中药适量。

7.喘重多汗，及时擦干汗，更换内衣，防止受凉。

8.解除患儿思想顾虑，坚定治疗信心，向患儿及家长宣传间隙坚持治疗和加强锻炼的重要性，增强体质减少发作，直至终止发作。

六、肺脓肿护理

肺脓肿是肺部组织局部化脓性疾病，常见的致病菌有葡萄球菌、链球菌、肺炎双球菌等。病菌可由呼吸道侵入，也可由血行播散，偶由邻近组织化脓后向肺组织浸润所致。病变与支气管沟通或损伤毛细血管，则引起咳脓痰、咯血。

1.患儿最好住单间病室，室内要空气新鲜、舒适、安静。定期消毒病室。

2.急性期卧床休息，恢复期可以适当活动。

3.饮食：给高蛋白质、高热量、高维生素半流或软饭，鼓励患儿多进食，以补充疾病的消耗。记出入量，必要时按医嘱静脉补液。

4.脓疡散的服法：一般可按医嘱冲服，易恶心，呕吐患儿可将脓疡散装入胶囊内吞服（脓疡散：青代、紫草、寒水石，乳香、牙皂。3岁以下每日2次，每次1.5g，3岁以上每日3次，每次1.5g）。

5.痰液排出不畅，可做体位引流，每日1～2次，每次15～20分钟，饭前睡前进行。根据病变部位选择引流的体位。

6.记录痰液的性质及量，每日消毒贮痰器（用带盖痰盂盛2%来苏水或其他消毒液300 mL，每晨6点倾倒后，痰盂蒸汽消毒30分钟）。

7.口腔护理：早晚刷牙漱口，饭前饭后用多贝尔液漱口。

8.高热患儿按高热护理常规护理。汗多者用温水擦浴，更换内衣。

9.出院时指导家长，为患儿安排好锻炼、休息和治疗。定期返院复查。

七、大叶性肺炎护理

大叶性肺炎是由肺炎双球菌引起的肺整叶的渗出性炎症改变，发病急骤，中毒症状比较重，病初有的并发中毒性休克，治疗不当可并发脓胸、肺脓肿、肺不张等。

1.病室要空气新鲜，阳光充足，环境安静。

2.急性期要卧床休息，伴胸痛者向患侧躺卧。体温正常后可适当活动。

3.饮食：选用半流食，恢复期改用软饭。

4.观察用退热药后出汗多，体温骤退，发生虚脱等情况，及时报告医生，用温水擦去汗液，更换内衣。

5.观察肺脓肿和脓胸的发生，观察体温与病程关系，呼吸频率，缺氧表现，痰液性质及量，胸疼的部位及变化等，及时与医生联系，及早发现并发症及时治疗。

6.休克型大叶肺炎按感染性休克护理，输液速度按医嘱执行。

第二节　消化系统疾病护理

一、婴幼儿腹泻护理

腹泻是常见于婴幼儿时期以腹泻为主要症状的综合征，主要由于肠道内致病性大肠杆菌或轮状病毒引起，也可由于肠道外感染及喂养不当所致。夏秋季较多见。加强护理是治疗婴幼儿腹泻的重要环节之一。

1.新入院患儿首先要测体重，便于了解患儿脱水情况和计算液量。以后每周测一次，了解患儿恢复和体重增长情况。

2.合理喂养、调整饮食　根据世界卫生组织（WHO）的要求，对于轻—中度脱水患儿不必禁食，在腹泻期间应少量多次给患儿饮用含营养、易消化的食物，以防止因患儿腹泻而丢失营养成分所致的营养不良或体重下降。

（1）幼儿应给予一些新鲜、味美，碎烂、营养丰富的食物。

（2）婴儿如用牛奶喂养，则应将牛奶稀释后喂养。

3.患儿补液的护理。

（1）口服补液：轻度腹泻患儿不需禁食，可采用口服补液方法，它能补充身体所丢失的水分和盐分。执行医嘱给口服补液盐时，应在4～6小时之内少量多次喂，同时可以随意喂水，口服补液盐一定用冷开水或温开水溶解。

（2）禁食、静脉补液

①中—重度脱水需要禁食、静脉补液的患儿，可按医嘱给适量的镇静剂，如复方氯丙嗪，10%水合氯醛等，以防止患儿因烦躁不安而影响静脉补液。

②必要时协助医生在输液前取静脉血做K^+、Na^+、Cl^-的血液分析和二氧化碳结合力等项目检查。

③严格执行补液计划，保证输液量的准确，掌握好输液速度和补液原则。

④对于治疗前6小时内无尿的患儿，首先要在30分钟内给输入2∶1液，一定要记录输液后首次排尿时间，见尿后给予含钾液体。

⑤保护静脉输液肢体，随时观察有无肿胀、渗液，以及寒颤、发绀等全身反应。

⑥营养不良、心肺有疾患的患儿，每天液量一般减少20%，输液速度应在原有的基础上减慢2～4小时，比如把累积丢失的液量由8小时延长到10～12小时输完。

4.准确记录出入量：准确记录出入量，是医生调整患儿输液量的依据之一。

（1）大小便次数，量（估计）及性质：大便的气味、颜色、有无黏液、脓血等。留大便常规并做培养。

（2）呕吐次数、质量、颜色、气味以及呕吐与其他症状的关系，体现了患儿病情的发展情况。比如呕吐加重但无腹泻；补液后脱水纠正由于呕吐次数的增多而效果不满意，这时要及时报告医生，以及早发现肠道外感染或急腹症。

5.密切观察病情变化

（1）低钾血症：患儿如有尿液异常增多，精神委靡、腹胀、肌张力低、呼吸频率不规整等临床表现，及时报告医生，做血生化及心电图检查。如是低钾血症，应遵医嘱调整液体中钾的浓度，继续观察并记录治疗效果。

（2）低钠血症：低钠血症多见于静脉输液停止后的患儿。这是因为患儿进食后水样便次数再次增多。主要表现为患儿前囟及眼窝凹陷、肢端凉、精神弱、尿少等。要及时报告医生继续补充丢失液体。

（3）高钠血症：高钠血症出现在按医嘱禁食补液或口服补液后，患儿出现烦躁、口渴、尿少、皮肤弹性差，甚至惊厥。这时应报告医生，必要时取血查血生化，待结果回报后根据具体情况调整液体的质和量。

（4）酸中毒：中—重度脱水患儿多有不同程度的酸中毒。当二氧化碳饱和度在25%容积以下时，酸中毒表现明显。主要表现为精神委靡、嗜睡、呼吸深快，严重者意识不清、口唇绯红、呼吸有丙酮味。应准备碱性液体，配合医生抢救。

（5）低钙血症：主要表现为在补液过程中患儿出现两眼上吊，手足搐搦（营养不良或佝偻病活动期患儿更甚），这时要报告医生补充钙剂。

（6）泌尿系统感染：患儿腹泻渐好，但仍发热，阵阵哭闹不安，此时要报告医生，根据医嘱留尿常规，并寻找感染灶。并发泌尿系感染的患儿多见于女婴，在护理和换尿布时一定要注意女婴儿会阴部的清洁，防止上行性尿路感染。

6.注意口腔清洁：禁食患儿每日作口腔护理2次，如口腔黏膜有乳白色分泌物附着即为鹅口疮，可涂制霉菌素；若发生溃疡性口炎时可用3%双氧水洗净口腔后，涂复方龙胆紫、金霉素鱼肝油。

7.加强皮肤护理：要注意每次换尿布后用温水洗净肛周及臀部，并涂鱼肝油或鞣酸软膏保护皮肤，以预防臀红及尿布疹的发生。局部有糜烂者可在便后用温水清洗后局部用神灯照烤，待烤干局部渗液后，再涂紫草油或1%龙胆紫效果好。

8.恢复期患儿护理

（1）与新入院患者分室居住，预防交叉感染。

（2）患儿消化功能恢复时，逐渐增加奶的质和量，细心添加辅食。

二、小儿急性坏死性肠炎护理

急性坏死性肠炎是一种胃肠道急性出血、坏死性疾患，以腹痛、腹胀、呕吐、腹泻以及便血为主要临床表现，病情发展迅速，常出现中毒性休克而危及生命，各年龄组小儿均可发病。须加强密切观察，早期发现病情变化及时处理。

1.禁食和胃肠减压：由于小肠广泛性炎症及出血，必须禁食以减轻消化道负担，如出现严重腹胀并伴有呕吐者给予胃肠减压，并注意保持胃肠减压管通畅，注意引流物的性质、颜色及量，并记录24小时引流量，以供补液参考。

2.静脉输液：由于禁食及频繁的血便，须静脉补液以迅速补充血容量，保持水、电解质平衡及维持营养、供给热量，遵照医嘱保证输液顺利，记录24小时出入量。

3.密切观察病情

（1）了解患儿腹痛部位及性质，有无腹胀、腹部肌肉紧张等。密切观察有无肠穿孔、腹膜炎等并发症，患儿发病多以腹痛开始，初期为腹部不适感，逐渐加重后呈持续钝痛伴阵发性绞痛，以上腹部或脐周明显，少量进食即可引起腹痛加剧。较小的婴儿症状多不典型，易误诊。病初烦躁、呕吐、腹胀、腹泻伴明显中毒症状，一定要尽早拍腹片协助诊断。

（2）观察排泄物，注意呕吐物的颜色、黏稠度，呕吐次数、量的多少。观察大便性质是否呈洗肉水样、果酱样，有无坏死脱落的肠黏膜。

（3）根据患儿病情按时测量体温、脉搏、呼吸、血压、观察神志改变，有无昏迷，抽搐、烦躁等，及时报告医生。

4.对症护理：患儿高热时给物理降温或退热药；腹痛时可按医嘱给止痛镇静药，中毒症状严重，使用冬眠药物时，患儿常处于嗜睡状态，呼吸道分泌物不易排出，此时防止呼吸道梗阻窒息及肺部并发症的发生是很重要的，应予患儿侧卧位，及时吸痰，保持呼吸道通畅。

5.臀红的防治：患儿大便次数多，每次便后应洗净臀部，涂油，并及时更换尿布。

6.补充营养，增加抵抗力：患儿在急性中毒症状好转后，又出现腹泻及消化不良，体质大多较消瘦，因此除输血、血浆、补充蛋白质及维生素，并注意控制感染外，在病情基本好转能经口进食时须给适量的高热量、高维生素流食，以保证营养，改善全身情况，以后根据病情逐步过渡到正常饮食。

三、小儿消化性溃疡护理

小儿消化性溃疡可见于包括新生儿在内的任何年龄组的患儿，以学龄期儿童发病率最高。临床主要表现为腹痛、便血、呕吐、呕血、消瘦、贫血等。

1.婴儿急性溃疡

新生儿和婴儿的消化性溃疡多为急性溃疡，有食欲差、呕吐和奶后哭闹等表现。重者以消化道出血或发生穿孔并发腹膜炎为主要表现。护理同急性坏死性肠炎。

2.儿童消化性溃疡

（1）改善饮食：以易消化、少刺激性食物为主，避免暴饮暴食，急性期不宜饮用豆浆、牛奶、米汤等；缓解期可食用面条，馒头粥类等，注意少量多餐。

（2）观察患儿病情变化

①年长儿多为十二指肠溃疡，腹痛发生率高，多数为上腹部局限性压痛，饭前发作，进食后缓解。观察患儿腹痛情况可以为诊断提供材料。

②患儿发生胃、十二指肠溃疡大出血，表现为突然发生呕血或排柏油样大便，并出现出汗，皮肤湿冷、脉搏微弱、血压下降、呼吸急促以及焦虑、恐惧等失血性休克表现时，提示失血量较大。护士应及时报告医生，积极抢救，这时患儿一定要禁食，输液扩充血容量。

③需要做胃液分析的患儿，晨空腹由护士下胃管抽取10 mL胃液，送化验室进行分析。护士抽取胃液时，要观察患儿胃液的颜色、气味、黏液、食物残渣等情况。

（3）要帮助患儿解除思想负担：使患儿避免精神紧张、焦虑、恐惧，安定患儿情绪，解除患儿过度体力疲劳，保证足够的休息和睡眠。

四、小儿纤维胃镜检查

1.目的

（1）诊断食管、胃、十二指肠疾患。

（2）对消化系统有症状或有病变的患儿，必要时可做纤维胃镜检查，以提高早期发现消化道疾患的诊断率。

（3）用于治疗，如取异物等。

2.适应证

（1）经X线钡餐检查发现上消化道有疾患，但不能诊断其性质的患儿。

（2）上消化道出血原因不明的患儿，可在出血24～48小时内做纤维胃镜检查，以找出出血部位。

（3）如有较小的异物误入胃中，可利用胃镜活检钳取出异物。

3.禁忌证

（1）患儿思想负担重，无法排除恐惧心理，特别是4岁以下者，不勉强做胃镜检查。

（2）对于严重心脏病患儿不做此项检查。

（3）有急性呼吸道感染、急性咽炎、哮喘较明显的患儿，适当推迟检查时间，防止增加感染程度，加重病情。

（4）患儿有严重疾病，机体衰竭以及胸廓严重畸形者不做此项检查。

（5）急性肝炎患儿不做此项检查。

4.术前准备

（1）术前检查肝功、血常规、生化等。

（2）术前一日晚餐不宜过饱，尽量吃软食，晚12点开始禁食、禁水、禁止服药。

（3）术前检查患儿心、肺、腹部情况，了解患儿病史，给患儿耐心地诱导以取得合作。

（4）术前检查患儿口腔内有无易脱落的牙齿等口腔疾病，以防万一。

（5）术前20分钟给予去泡剂2～3 mL口服，随后口含2%丁卡因麻醉剂，先以少量试用以防过敏，对无过敏者给予2～3 mL口含，仰头以麻醉咽部即可。

5.用物

小儿纤维胃镜、活检钳、洗涤刷、牙垫、装有福尔马林液小瓶用以存放活检物、20%肥皂水、1∶2000氯己定消毒液、2%丁卡因、去泡剂、约9 cm宽软毛刷一把、镊子一把、弯盘一个、治疗巾、小毛巾、消毒手套等。

6.操作

（1）将适量1∶2000氯己定消毒液放入水槽内，待消毒胃镜使用。

（2）将纤维胃镜接通电源并检查机械各部功能情况。

（3）洗手、戴口罩、手套。

（4）受检患儿取左侧卧位，躺于检查床上，双腿弯曲，解开领口、裤带。

（5）患儿左侧颌下部铺好治疗巾，并在该部放置一弯盘接胃液等口腔分泌物用，进镜前患儿咬住牙垫。

（6）操作者站患儿左侧，插镜过程中，动作要轻柔，时间不宜过长。护士站在患儿右侧，负责适当地约束患儿，固定住牙垫。在整个过程中注意观察患儿呼吸、面色情况。

（7）操作完毕由协助者清洗消毒胃镜，操作者负责写检查报告。

7.术后注意事项

（1）术后观察患儿30分钟，注意有无腹痛加剧等不适的表现。

（2）胃内有病变取活检患儿，术后2小时可饮温凉流食，如牛奶、豆浆，禁吃过热、过酸、过硬食物。

（3）术后患儿可有短暂的咽部疼痛，与局部麻醉有关，也可有异物感。此时劝患儿不要因此而勉强咳嗽，否则可能引起黏膜破损。

第三节　心血管系统疾病护理

一、心脏病护理

儿科常见的心脏病有先天性心脏病、风湿性心脏病、病毒性心肌炎、心律失常等，患儿可出现心悸、呼吸困难、苍白或青紫、头晕等症状，严重者可合并心功能不全，甚至心源性休克，如不及时抢救可造成迅速死亡.必须切实进行周密的护理，仔细观察病情。

1.休息：根据具体病情决定休息时间的长短和休息的方式。

2.环境：重病患儿住单间病室。环境需要安静，病室内温湿度适宜，温度为18～20℃，湿度为50%～60%。严格执行探视，陪住制度。

3.饮食：重病患儿需喂饭。按医嘱保证入量，每日每平方米1200 mL，学龄儿按每日60～70 mL/kg，婴幼儿按每日70～80 mL/kg。给无盐或少盐饮食。

4.便秘的护理：按医嘱给予缓泻剂。

5.呼吸困难的护理：由于心功能不全、肺充血，使换气受到障碍而引起呼吸困难，严重时可出现端坐呼吸，当左心衰竭时，因急性肺水肿可出现。心性哮喘。急性肺水肿时，协助患儿两腿下垂，以减少右心静脉回流血量，减轻右心负担，缓解呼吸困难，保持患儿安静，必要时按医嘱使用适量镇静剂。必要时给氧气吸入，安装吸痰器。

6.水肿的护理：按医嘱备用强心剂、利尿剂，避免皮肤损伤，做好褥疮的护理，床上放大海绵垫保持床铺松软.患儿皮肤保持清洁干净，勤换内衣等。

7.观察患儿情绪、精神、面色、出汗、体位、睡眠状态、呼吸、脉率、血压等，及时与医生联系。

8.每日测体重一次。

9.测脉搏每日7次，白班4次，夜班3次，注意每分钟次数、节律。若儿童脉搏在120次/分以上，婴儿在140次/分以上，或脉搏缓慢，1岁以内100次/分，学龄前儿童小于80次/分，学龄儿童小于60次/分，都应立即报告医生，遵医嘱停眼洋地黄药物，若遇节律不整或期前收缩者，要数出每分钟内期前收缩次数，必要时做心电图检查。

二、心功能不全护理

心脏或心脏以外的病变以致心肌收缩无力，心搏出量减少，不能满足全身组织需要，或心排血量虽未减少而由于组织需要量增加，此时即出现血液循环障碍，由此引起的一系列症状和体征，这一临床综合征称为心功能不全。

心功能不全分急性和慢性2种：急性心功能不全常见于急性心肌炎，急性肾炎、阵发性心动过速等，慢性心功能不全常见于风湿性瓣膜病、心肌病、先天性心脏病等。

心功能不全按临床特征分为左心功能不全及右心功能不全，任何一种最后均多为左右两侧同时衰竭，临床上称充血性心力衰竭。

心功能不全的分度如下：

Ⅰ度：活动时发生呼吸困难，心率加快，休息后症状易于消失，肝脏轻度增大。

Ⅱ度：轻度活动即出现呼吸困难，心率加快，肝增大，轻度水肿，偶有青紫。

Ⅲ度：呼吸困难，端坐呼吸，肺瘀血表现，肝脏明显增大，全身水肿，可有胸腔积液。

1.绝对安静卧床休息，鼓励患儿保持稳定情绪，必要时给镇静剂。

2.住单间病室，保持室内空气新鲜。

3.饮食：Ⅰ~Ⅱ度心功能不全按医嘱给低盐饮食，Ⅲ度心功能不全给无盐饮食，少量多餐。限制入量，婴幼儿每日70 mL/kg，学龄儿每日60 mL/kg，输液速度限制在5~10滴/min。

4.患儿的检查、治疗及护理要集中，减少不必要的翻动。

5.取半卧位，必要时吸氧，如吐粉红色泡沫痰时，可将氧气湿化瓶中的水换成50%酒精，吸入后可使泡沫表面张力减低，使泡沫破裂，增加气体与肺泡壁的接触面，改善气体交换。

6.详细记录出入量，用利尿剂后观察排尿情况，及时与医生联系。

7.保持大便通畅，避免用力排便，必要时服用缓泻剂或用甘油灌肠。

8.密切观察患儿的情绪、精神、面色、出汗、体位、睡眠、呼吸、脉搏、脉律、血压等，及时与医生联系。

9.洋地黄类药物使用的要点：

（1）服药前要经第二者核对姓名、药名、剂量、用法、时间，并测脉搏，婴幼儿脉搏<100次/min，年长儿<60次/min或有脉律紊乱，应停服洋地黄，并立即报告医生。

（2）观察洋地黄类药物的毒性反应。服药期间如有恶心、呕吐、食欲减退、心率减慢、心律失常、嗜睡及色视等，报告医生及时停用洋地黄类药物及利尿剂。

（3）按医嘱定时取血测地高辛血浓度，以协助观察洋地黄药物的效果。

（4）如用洋地黄需同时应用钙剂时，应间隔4~6小时。

三、心源性休克护理

心源性休克是指原发性心功能不全，心脏收缩无力，导致心排血量减少，而使身体各重要的组织器官血液灌注不足，迅速发生休克症状，是一组严重的综合征。

主要表现为神志不清、躁动、面色苍白、唇及指微发绀、肢端湿冷、脉弱或不能触及、心音低钝、心率快、血压明显下降或测不出，呼吸急促或呼吸困难、呼吸节律不整，尿量明显减少或无尿。

1.休息

（1）住单间病室，备有氧气、吸痰器及急救药品。

（2）绝对安静卧床休息，设专人护理。

（3）集中进行检查、治疗及护理，躁动不安可按医嘱给适量镇静剂，保证患儿休息。

2.呼吸困难发绀时给氧气吸入。

3.严格记录出入量。尿少或无尿者及时报告医生。遵医嘱给予恰当的治疗。

4.饮食：按医嘱禁食。

5.保持大便通畅，便秘者可按医嘱给缓泻剂，如有便意严禁患儿自行坐起排便，以防发生意外。

6.防止输液过量、过速而增加心脏负担，按医嘱严格控制输液的量和速度，一般为5～10滴/min。

7.使用升压药过程中，需用404心电监护仪，24小时心电监护或无创血压监护。

8.使用洋地黄的注意事项见本书“心力衰竭”有关章节。

9.按危重患者抢救护理，填写危重患儿观察表。

四、先天性心脏病护理常规

先天性心脏病是小儿常见的心血管疾病，多见于5岁以内小儿，分为3型：①左向右分流，即潜在青紫型，最多见，如房间隔缺损、室间隔缺损、动脉导管未闭；②右向左分流，即青紫型，如法洛四联症；③无分流型，如主动脉缩窄、单纯肺动脉瓣狭窄。

1.为患儿安排合理的生活制度，尽量不使患儿啼哭，体力活动要适当，避免过度劳累。

2.保持病室空气新鲜、凉爽。

3.饮食要富于营养、易于消化，少食多餐，给予充足的水分。

4.保持大便通畅，避免用力排便。

5.积极保护患儿，按时进行预防接种，预防各种感染。如上呼吸道感染易引起肺炎，而使呼吸困难、青紫、心功能不全明显加重。

6.有心力衰竭时，按心力衰竭护理常规护理。

7.出院时向家长讲清避免过劳、控制饮食、预防感染、按时服药，观察服药反应等知识。

五、风湿热、风湿性心脏病护理

风湿热是常见的一种全身性变态反应性疾病，有人认为与溶血性链球菌的感染有关，主要侵犯心脏和关节，脑、皮肤、浆膜、血管可受累，而以心脏损害为最严重。反复发作，心脏瓣膜遗留永久性疤痕病变，造成瓣膜关闭不全或者瓣膜狭窄，称风湿性心瓣膜病。

1.保持病室温暖、阳光充足，避免风寒、潮湿。

2.急性期心功能不全者应卧床休息，恢复期症状消失后可适当活动。

3.饮食应富于营养易于消化。伴心功能不全、水肿患儿坚持低盐饮食。限制入量。

4.用棉垫抬高病变关节，使之呈弯曲舒适位置，减轻疼痛。

5.患儿衣着要暖和，汗多时用温水擦洗，经常更换内衣。

6.饭后服阿司匹林，水溶性阿司匹林应用水溶解后服用，观察有无呕吐、耳聋、头痛、眩晕，皮肤出血、皮肤及巩膜黄染等症状，服用泼尼松（强地松）的患儿要观察用药的效果，及时与医生取得联系。

7.伴有心功能不全服用洋地黄患儿，按心功能不全护理。

六、心肌炎、心肌病护理

心肌炎是心肌的局限性或弥漫性病变，可为全身疾病的一部分，发病原因很多，有感染性心肌炎（病毒，细菌等）、风湿性心肌炎等。轻症可无症状，重症可发生心源性休克。

心肌病是指各种心脏病累及心肌而引起心肌肥厚、扩张、纤维化，临床表现有心脏扩大、心力衰竭、心律失常等。

1.卧床休息，病情好转较稳定后，可适当活动，活动后如症状加重仍恢复休息，限制活动，以免发生休克及心力衰竭。

2.给高热、高维生素、低脂肪半流饮食、适当增加水果、少食多餐、切忌饱餐。

3.注意大便通畅，防止便秘。

4.心脏扩大患儿，严密观察病情变化，切忌过分烦躁、兴奋、颈静脉取血时应防止患儿因剧烈刺激而突然猝死。

5.按医嘱准确执行营养心肌治疗，静脉注射25%葡萄糖液20～40 mL，维生素C 3～5g，ATP 20～40mg，CoA 50～100单位，细胞色素C 15mg，辅酶Q_{10} 5mg肌内注射每日1次，1，6-二磷酸果糖每次70～160mg／kg。

6.呼吸困难可取半卧位，需要时给氧气吸入。

7.每4小时测脉搏一次，注意脉率及脉律。

8.积极配合治疗原发病，如败血症，肺炎等，预防和观察其他并发症。

9.有心功能不全者，按心功能不全护理。

七、心包炎护理

心包炎是心包膜急性炎症，以风湿性、结核性、化脓性最多见，临床分急性和慢性（又称缩窄性心包炎）2种。

1.卧床休息、气急时取半卧位。必要时给氧气吸入，按医嘱给适量镇静剂。

2.给高热量、高蛋白质、易消化半流饮食，有水肿者给低盐饮食。

3.密切观察病情变化，及早发现心脏压塞征象。如呼吸困难加重、发绀、面色苍白、烦躁不安、颈静脉怒张、肝大、腹水、下肢水肿、脉压小、奇脉（吸气时脉搏减弱或消失）等应立即报告医生。

4.心包积液有填塞征象者，按医嘱协助心包穿刺抽液。抽液过程中观察患儿的精神、面色、脉搏、呼吸、出汗等变化。记录抽出液体的性质及量，即时送验标本。穿刺完毕回病室后观察患儿面色、脉搏、呼吸的变化，随时与医生联系。

5.按医嘱协助进行病因治疗，观察疗效及药物反应。

八、高血压护理

一般在收缩与舒张压超过各年龄正常的血压标准者称高血压。有头痛、头晕、失眠等症状，常见于肾脏疾病、神经系统疾病、内分泌疾病、心血管疾病等，至于原发性高血压病，在小儿少见。

1.血压明显增高者，绝对卧床休息，保持环境安静，情绪稳定，避免刺激。

2.测量血压：重症患儿1～2小时测量1次，病情较稳定者每4小时测量一次。

3.饮食：给低热量、低脂肪、低盐饮食，素食为宜，多吃水果。

4.有头痛、烦躁不安的年长儿要说服使其情绪稳定，必要时按医嘱给适量镇静剂。

5.观察

（1）服用降压药物后的反应，如头晕、乏力、鼻塞、嗜睡等。

（2）并发症的发生，如高血压脑病、心力衰竭等。

（3）患儿精神、神志、眼神、语言、面容、肢体活动、肌张力及呼吸状态、脉率、脉律、有无发绀、躁动等，及时与医生联系。

九、心律失常护理

心律失常大致分为心动过速、心动过缓、节律失常。如为功能性，一般不限制其活动量，在阵发性心动过速发作中应严密观察。对器质性心脏病患儿按如下护理。

1.应及时配合医生抢救、治疗，给患者取半卧位，即刻吸氧，安装好心电监护仪，备好吸痰器、急救药品。

2.建立静脉输液通道，遵医嘱给抗心律失常药物。

3.严密观察患儿的面色、精神、神志、心率、心律、呼吸、血压等情况。

4.设专护，填写危重患儿观察表。

5.心律失常发作时每半小时测脉搏、呼吸、血压一次。患儿脉率在120次/分以上或60次/分以下及每分钟期前收缩次数均应记载并报告医生。必要时复查心电图，积极配合抢救。

6.Ⅱ度、Ⅲ度房室传导阻滞可出现心悸、乏力、头晕、晕厥、抽风等，发生阿-斯综合征，要严密观察患儿面色、呼吸、心率等，特别在患儿入睡后心率慢至20～30次/分，或＜40次/分要立即将患儿唤醒，让患儿稍加活动或与医生联系，准备加用增加心率药物。

7.观察药物反应

（1）利多卡因为阵发性室性心动过速常用药，静脉滴注速度快或用量过大，可致嗜睡、抽搐甚至呼吸心跳停止，应严格按医嘱掌握滴速。

（2）阿托品为抗心动过缓药物，此药有效量与中毒量很接近，应用时心动过缓好转后即停药，如出现面红、心率过快、高热、腹胀、烦躁、抽搐甚至呼吸减慢等中毒症状，应立即报告医生停药，按医嘱给予处理。

8.合并心力衰竭者按心衰护理。

十、儿科快速异位性心律失常使用电复律的护理

快速异位性心律失常，是指心室率为160～300次/分，由于快速的心室率使心室舒张期充盈量降低，而引起输出量急剧下降，心肌需氧增加以及冠状动脉供血减少，进一步导致循环衰竭。采用电击复律，就是利用短暂的电击，使心脏各部位同时除颤，中断折返途径，从而有效地终止由折返运动所致的各种快速心律失常，从而使窦房结重新控制心律。

（一）电复律前准备

因病情急剧，故准备工作应周密、迅速、准确，同时要与患儿进行感情上的沟通。做好心理护理是十分重要的，对于年幼儿护理人员可采取一些方法，分散患儿的注意力，同时又可使患儿消除恐惧感而安静下来，为施行治疗做好准备。对于年长儿要力争以简单而易懂的语言向其解释治疗方法和不采取治疗的危害，使之配合治疗。

（二）操作时的准备

1.准备的抢救药品：如0.5%利多卡因，阿托品、肾上腺素、5%碳酸氢钠、多巴胺、呋塞米、呼吸兴奋剂及各种规格的注射器。

2.连接心电监护仪，做常规心电图，连接血压监护仪，观察血压情况的变化，必要时使用升压药。

3.建立一条静脉通道（选择较粗、易于固定针头的静脉）以备静脉给药。

4.给予吸氧，并准备好气管插管的物品及人工呼吸物品，查血气，及时纠正酸中毒。

5.注意绝缘，各个电极彼此不要接触，以免发生短路，用75%乙醇擦拭局部皮肤（胸骨右缘第二肋间及左胸心尖部）以脱脂，涂导电糊以利导电和防止皮肤灼伤。

6.电复律前可按医嘱给予镇静剂，使患儿安静。

3.电复律后护理观察

1.密切观察病情变化，观察血压及心电示波的变化，观察呼吸的频率及节律，注意有无呼吸衰竭及循环衰竭，如出现呼吸与心搏骤停，即行人工心肺复苏，并遵医嘱采取一系列抢救措施。

2.电击后，恢复窦性心律后，患儿表现安适，仍须监护24小时，注意心律失常的再次发生，对有反复发作史的患儿更应注意，如患儿出现心前区不适、心悸、头晕或出现烦躁不安、面色苍白、皮肤湿冷、呼吸急促、拒食、拒奶、心电示波显示QRS波频率过快或过缓，节律不匀，宽大畸形等征，应及时与医生联系给予对症处理。

3.建立危重患儿抢救表，做好病情记录，开始每30分钟记录呼吸、心率及节律、血压一次；4小时后病情稳定，可1～2小时记录一次。

4.制定护理计划，根据患儿病情提出相应的护理措施。

十一、川崎病护理

川崎病是一种病因未明的疾病，婴幼儿和儿童多见，主要病理改变为全身血管炎，最严重的病变为冠状动脉瘤并可合并冠状动脉瘤破裂，冠状动脉梗死，引起急性心肌梗死或严重的心力衰竭、心律失常而猝死。

临床表现为持续高热（5天～1个月）、双侧结膜充血，口腔炎，唇红、撕裂伴出血，杨梅舌，口腔及咽喉弥漫性充血，多形性红斑见于躯干及四肢，充血性斑丘疹，可融合成片四肢末端手足掌跖充血硬肿，指趾端膜样脱皮，非化脓性颈淋巴结肿大。

1.高热护理：高热时应以物理降温为主，头部枕冰袋，乙醇擦浴。或用药物降温，25%安乃近滴鼻，或遵医嘱肌肉注射阿尼利定。

2.口腔护理：口腔干裂、口腔炎者，可用3%双氧水清洁口腔，或用盐水冲洗后外涂2.5%金霉素鱼肝油，每日3次，年长儿可用朵贝尔液漱口，每日3次，口腔溃疡者，局部可涂复方龙胆紫溶液或遵医嘱口服口炎冲剂。

3.饮食护理：因为高热，消化道内黏液分泌减少，加上口腔糜烂，患儿多有厌食，进食困难，应给予高热量，高维生素的半流饮食和流食，以温凉为宜，切勿过热。也可在进食前口腔涂2.5%金霉素鱼肝油，减轻疼痛的刺激。

4.皮肤护理：注意皮肤清洁，夏天每日洗澡1次，平时每周一次，每日晨晚间护理，勤换内衣，皮肤瘙痒者可外涂炉甘石洗剂，臀部及肛周红斑脱屑者，便后用温水冲洗干净，外涂鞣酸软膏。

5.仔细观察病情，如有冠状动脉瘤者应按心脏病护理按时数脉，注意心率、节律的改变，注意面色、四肢末梢循环及神志、尿量等改变，烦躁者给予镇静剂，取血时应在远离心脏的股静脉、四肢静脉取血，勿在颈静脉取血。

6.大多数川崎病患儿血小板高，血液呈高凝状态，易形成血栓，血栓脱落可引起身体各部栓塞，应嘱患儿多饮水稀释血液，用大剂量球蛋白治疗，每日400mg / kg，或连续注射5天，或采用1～2g / kg一次静脉滴注，在滴注丙球时应严密观察有无过敏反应，注意观察有无心力衰竭的发生。

7.做好出院指导工作，如有心血管病变未痊愈者，可遵医嘱长期按时服用阿司匹林等药，并根据病情2周、1个月、3个月或半年来院复查心电图或超声心动图，观察恢复情况。

第四节　泌尿系统疾病护理

一、泌尿系统疾病护理常规

1.休息：休息对肾脏疾病治疗效果和预后好坏有很重要的影响。如急性肾炎、急性肾盂肾炎，休息不好治疗不彻底，可拖延成为慢性，导致终身疾患。因此，必须为患儿安排好休息制度，避免打闹。婴幼儿则要多加照顾，避免哭闹。至症状消失，尿常规检查基本正常，病情稳定后方可适当活动。

2.饮食：水肿、高血压、尿少患儿按医嘱给低盐饮食（每餐给盐1g），限制入量。血中非蛋白氮增高给予低蛋白质饮食。血压正常，无水肿，可给普食。

3.预防感染：与感染性疾患患儿分室居住，室内要阳光充足，按气候变化要及时增减衣服。受凉、潮湿、上呼吸道感染往往使疾病复发或加重，使病程延长；甚至导致预后不良。

4.观察病情变化：观察面色、水肿、尿量、脉搏、呼吸、血压、神志的改变，随时与医生联系，及时发现并发症，及时治疗。

5.正确收集尿液标本：根据各项肾功能试验的检查目的收集尿本。收集早晨第一次尿作尿常规，每周2次。盛尿容器必须清洁，不得混有大便，留24小时尿标本的容器内加40%福尔马林2～3mL，以防尿液变质。

二、急性肾小球肾炎护理

急性肾小球肾炎是一种免疫性疾病，发生于感染后1～3周，一般继发于溶血性链球菌所引起的皮肤和呼吸道感染，如扁桃体炎、猩红热，脓痂疹等，多见于儿童和青年。临床表现主要为水肿、血尿、高血压三大症状，病程2周内易并发心力衰竭、高血压脑病和急性肾功能不全。经适当治疗和护理预后良好。

1.卧床休息　发病2周内易发生并发症，应注意休息。有水肿、高血压者执行绝对卧床休息及重症护理。临床症状消失、尿常规基本正常后可逐渐适当活动。

2.饮食　早期按医嘱给低盐饮食，少尿给低蛋白质饮食，血压正常、无水肿给普通饮食。少尿、水肿时限制入量，按每日400 mL/m^2加每日尿量及其他丢失液体（如呕吐、腹泻）来计算，保证热量的供给。

肾病患儿的饮食管理十分重要。急性期一般应给予低蛋白质、低盐、高糖、高热量和清淡的饮食，忌食油煎食物。使用激素时食欲亢进，应注意防止暴饮暴食，适当控制食量。

3.严格记录出入量　肾炎有严重的水肿及少尿者，每日补充液量原则等于每日排出量基础液量加前一日丢失量（尿量、粪便量、呕吐量）。

4.新入院患儿每周测体重2次，水肿消失后或慢性肾炎每周测1次。

5.并发症的观察

（1）急性心功能不全　患儿烦躁喘憋不安不能平卧、胸闷、心率增快、尿少，肝脏肿大、呼吸急促、咳泡沫样痰、肺内出现水泡音，应立即安置患儿于半坐卧位，吸氧，报告医生，按心力衰竭护理常规护理。

（2）高血压脑病　患儿血压增高出现头痛，眩晕、呕吐、复视、抽搐等高血压脑病症状，应立即报告医生，患儿绝对保持安静，并准备抢救。如神志不清，按昏迷护理常规护理。

（3）急性肾功能不全　由于尿少，引起体内蛋白质代谢产物不能排出，患儿有头痛、呕吐、呼吸深长等症状，应立即报告医生，按急性肾功能不全常规护理。

上述并发症均多见于发病两周内。

三、慢性肾小球肾炎护理常规

在小儿，慢性肾小球肾炎由急性肾炎转变而来者占2%左右，过敏性紫癜、红斑性狼疮、结节性动脉周围炎及溶血性尿毒症等均可并发慢性肾炎。表现为持续性高血压、轻度水肿、贫血、血中非蛋白氮增高、血浆蛋白减低。至晚期尿量增加，尿比重低，水肿可消失，病情可迁延数年，终至肾功能衰竭。

1.休息　根据病情决定活动程度，出现临床症状或尿中改变明显者，应卧床休息。临床症状消失、尿中改变轻微者，可生活自理，参与一般活动。

2.饮食　按医嘱给予高热量、高维生素饮食，血中非蛋白氮增高时给低蛋白质饮食，有水肿、高血压、心力衰竭时给低盐饮食，有肾功能衰竭时给低蛋白质、低钾饮食。按医嘱控制入量。

3.预防感染　避免受凉，防止呼吸道感染。保证口腔及皮肤清洁，有水肿时保持会阴部清洁干燥，防止皮肤擦伤感染和压疮。

4.记出入量。

5.每晨留尿做尿常规检查，并测尿比重。

6.每周测体重2次。

7.观察并发症的发生。

有下列可疑症状应立即报告医生。

（1）肾功能衰竭：主要表现为尿少或无尿、恶心、呕吐食欲不振等。

（2）高血压脑病：主要表现为头痛、视力障碍、呕吐、呼吸不畅、惊厥等。

（3）心力衰竭：主要表现为气促、胸闷、发憋、呼吸困难、脉数、水肿，肝脏肿大。

8.病情缓解时嘱家长要坚持治疗，定期复查。

四、肾病综合征护理常规

肾病综合征是一种特殊类型的肾炎，以高度水肿，高胆固醇及低蛋白血症为临床特征，经免疫抑制剂治疗适当护理，不少患儿病情可缓解。

1.休息　有水肿及蛋白尿时卧床休息，加强生活管理，控制患儿活动。症状消失可逐渐增加活动。鼓励年长儿稳定治疗期间情绪，坚持治疗。

2.饮食　按医嘱给高蛋白质、低盐饮食，水肿消退给普通饮食，控制激素治疗期间的饭量。服环磷酰胺有食欲减退时，可协助患儿自选饭菜。

3.预防感染

（1）与感染患儿分病室居住，天气变化要随时增减衣服，注意口腔清洁，预防呼吸道感染。

（2）皮肤护理：高度水肿患儿，床褥加海绵垫，勤翻身，防止皮肤擦伤，勤洗澡，预防疖疮发生。用棉垫托起阴囊，肿胀有渗出液时及时用消毒棉球蘸净，腹股沟夹消毒纱布，以免皮肤磨损。

4.每周测体重2次，水肿消失后改为一次。

5.每周留尿查尿常规2次。

6.观察病情变化

（1）免疫抑制剂治疗期间观察内容：尿量增多至1000 mL/d以上及时报告医生，必要时按医嘱给氯化钾口服，以防止发生低血钾症。观察血压变化。服环磷酰胺应观察有无恶心、呕吐、血尿等。一般白细胞总数5×10^9/L以下应减量，3×10^9/L以下应停药。长期服用泼尼松治疗的患儿，容易有骨质稀疏，要避免剧烈活动，防止发生骨折。

（2）并发症的观察

①患儿抵抗力低下，易发生继发感染，如有发热、咳嗽、腹痛、阴囊红肿等及时报告医生，按医嘱使用抗生素。

②电解质失衡：长期食用低盐饮食，容易出现低钠血症（表现面色苍白、无力、食欲低下、水肿加重）。在激素治疗期间至利尿期如出现心率减慢，心音低钝、无力、可能有低钾血症的发生。长期服用激素有手足抽搐，为低钙血症，及时报告医生处理。

（3）每日尿量＜250 mL及时报告医生，必要时使用利尿剂。用药后观察效果。

五、泌尿系感染护理常规

泌尿系感染包括尿道炎、膀胱炎及肾盂肾炎。最常见的致病菌是大肠埃希菌，其次是葡萄球菌、链球菌等。女孩较男孩多。一般除畸形者外急性期治疗后可痊愈，未经治疗或治疗不当可变成慢性炎症。

1.休息：急性期应卧床休息，症状消失后可适当活动.

2.多饮水：婴幼儿要勤喂水，年长儿可鼓励患儿多饮水以促进脓液由尿道排出。

3.饮食：保证患儿营养、多吃蔬菜水果等。

4.保持外阴部清洁：婴幼儿要勤换尿布，大便后洗净臀部，会阴部如有溃疡可用呋喃西林坐浴后涂四环素可的松软膏。

5.入院初3日，每日留尿常规，以后每周留尿常规2次。按医嘱留中断尿培养，标本要在30分钟内送验，以防变质。

6.抗泌尿路感染药应饭后服，如呋喃妥因，以减少消化道反应。

7.观察尿量、尿色的变化：有恶心、呕吐等药物反应及时与医生联系。

六、急性肾功能衰竭护理常规

急性肾功能衰竭是一个综合征。由各种原因所致的肾脏缺血和灌注肾脏的血液成分发生变化，是产生急性肾功能衰竭的主要原因。表现为少尿或无尿、氮质血症、高钾血症、酸中毒、低钠血症等。

1.休息　绝对卧床休息，必要时设专护，避免一切活动，减少心脏及肾脏负担。

2.病室　住单间病室，室内要安静，温暖舒适。

急救用物备齐：注射器、针头、敷料罐、吸痰瓶、吸氧瓶、血压表、手电、叩诊锤、气管插管气囊、胶布、灌肠器等。

急救药品：尼可刹米、洛贝林、盐酸肾上腺素、重酒石酸去甲肾上腺素、异丙肾上腺素、毒毛旋花子苷K、毛花苷C、氨茶碱、安定、利血平、10%水合氯醛、20%甘露醇、呋塞米等。随时检查补齐品种及数量。

3.饮食　按医嘱少尿期给高脂肪、高维生素、低蛋白质、低钾、低盐饮食。病情危重禁食补液。一般大量为每日400 mL / m^2加前1日尿量再加异常丢失量（腹泻、呕吐等）。利尿期给高热量、高蛋白质饮食。

4.准确记录出入量。

5.每日留尿常规，如有留置导尿管每日更换引流橡皮管及玻璃瓶。

6.每日晨定时测量体重、出入量及计划输液量。

7.每4小时测脉搏、呼吸、血压，危重患儿每1～2小时测量1次。

8.预防感染：免陪住，进病室应戴口罩，每日用紫外线照射消毒1次。每日做口腔护理2次，皮肤瘙痒进行清洁时避免擦伤，每日做褥疮护理两次。

9.按医嘱准确及时执行各种治疗：

（1）高血钾：当血钾浓度在6 mEq / L以上时，按高血钾处理，当血钾＞7.5 mEq / L可危及生命。

①静脉点滴每3～4 g葡萄糖注射胰岛素1单位。

②静脉点滴10%葡萄糖酸钙10～30 mL。

③适当使用5%碳酸氢钠或3%～5%氯化钠。

④适当使用离子交换树脂。

（2）低血钙补钙剂。

（3）低血钠：若血钠＜120 mEq／L同时有低钠血症症状可适当补充3%氯化钠使血钠提高到130 mEq／L。

（4）纠正酸中毒：严重酸中毒可酌情给少量碱性液。

（5）减轻氮质血症；中药高位灌肠，协助患儿排空大便，用8～10号导尿管插入肛门10～15 cm，以每分钟10～15滴缓慢滴入药液，20～30分钟滴完，使药液在体内保留1～2小时，鼓励年长儿协作。

10.密切观察病情变化，及时报告医生处理：

（1）高钾血症：临床表现恶心、呕吐，心音低钝，甚至停搏。四肢无力，反射减弱等。

（2）氮质血症：临床表现恶心、呕吐、腹泻、神经系统症状有乏力、失眠或嗜睡，重者惊厥、昏迷等。

（3）低钠血症：临床表现尿少、厌食、无力、嗜睡、抽搐、昏迷等。

（4）酸中毒：临床表现厌食、恶心、呕吐、呼吸深长、口唇樱桃红色等，酌情纠正酸中毒同时注意观察低钙血症。

（5）少尿期一般为7～14天，进入多尿期后每日尿量在400～600 mL以下，容易出现水电紊乱，血中非蛋白氮可继续升高，病情再次恶化，此期易合并继发感染，应精心治疗护理，保证营养，适当给支持疗法，输新鲜血。

11.协助透析疗法。

12.肾脏疾患禁忌药物：

（1）链霉素、卡那霉素、多黏菌素、磺胺药等。

（2）含钾青霉素。

（3）禁用陈旧血，保证输新鲜血。

（4）心力衰竭患儿，使用洋地黄药物时如尿量减少（年长儿12小时尿量少于500 mL），应及时报告医生，以便及早减少洋地黄的服量，避免发生洋地黄的积蓄中毒。

七、慢性肾功能衰竭护理

在各种慢性肾脏疾患，尿路梗阻以及结缔组织病等全身性疾患时，肾脏常随着病变的加剧，逐渐丧失排泄和分泌功能，最终导致水和电解质的紊乱，以及氮质代谢产物在体内滞留，而出现一系列临床症，状称为慢性肾功能衰竭。早期如能给予有效处理，可有不同程度的缓解。晚期患儿往往危及生命。

1.休息：卧床休息。病情缓解时可安排适当的活动，充实生活内容。对年长儿，要多鼓励，使其能坚定治疗信心。

2.饮食：给高热、低蛋白质、高脂肪、低钾饮食，盐的供给根据血钠数值，按医嘱而定。

3.预防感染：保持皮肤清洁，可用温水擦浴，避免抓破损伤。每日做口腔护理、褥疮护理2次。

4.准确记录出入量。

5.按医嘱正确执行各种对症处理。

6.密切观察病情变化：同急性肾功能衰竭。还应观察神志、面容、语言等变化，及时发现高血压脑病。

八、小儿腹膜透析（CAPD）护理

1.原理

利用腹膜一半透析膜的渗透及过滤作用，把一定浓度的电解质和葡萄糖溶液，组成与血浆成分相似的透析液灌入腹腔，利用毛细血管内血浆和透析液两者溶质浓度梯度差，通过弥散作用，使血浆内蓄积的代谢废物进入透析液，并使血浆电解质浓度恢复正常，从而达到清除有毒代谢产物，调整水和电解质平衡的作用。这种方法仅是一种代替疗法，只能部分代替肾功能，而不能代替肾脏的全部生理功能。

2.用物

（1）透析管1根，是一种硅胶管，小儿用管全长22 cm，最好用Tenckhoff管。

（2）无菌盘，内放常规消毒皮肤用品，5 mL注射器，6～8号针头。另备局麻药1支，小锯，Y型接管。

（3）一般在手术室操作。

（4）腹部切开包。由外科手术室准备，用阑尾包或疝气包。

（5）透析液每1000 mL内含下列成分：氯化钠5.67g/L，氯化钙0.26g/L，氯化镁0.15g/L，乳酸钠5g/L，葡萄糖15g/L，根据需要可加入下列成分。

①如透析液为无钾或低钾，可按医嘱加入15%氯化钾1~2 mL，相当于含钾4mmol/L(mEq/L)。

②为使膜透超滤出更多的水分，可通过提高腹膜液中葡萄糖的浓度来提高透析液的渗透压，从而透出更多的水分，每1000 mL透析液中加入10g葡萄糖则可提高55.5mOsm/L。

③为防止透析管阻塞，一般可在每日的第一次和最后一次透析液中加入肝素5mg。

④为预防和控制感染，可加入氨苄西林100mg，或其他抗生素药物。

⑤根据患儿水和电解质的变化，适当调整透析液成分。

3.腹膜透析指征

（1）透析指征（被迫透析）：

①血钾≥7mmol/L；

②血尿素氮≥54mmol/L，血肌酐≥884 μ mmol/L；

③二氧化碳结合力＜15mmol/L；

④水中毒严重合并脑水肿者。

（2）预防性透析：早期透析可减少并发症发生，从而降低病死率。

①尿少2~3天；

②明显的尿毒症症状；

③明显水钠潴留；

④血钾≥6.5mmol/L；

⑤高代谢型患者血尿素氮上升速度每天＞9mmol/L；

⑥血尿素氮≥21.4mmol/L，血肌酐≥442 μ mmol/L。

4.插入透析管的操作

一般需要外科手术室进行，急症无条件时也可在内科本病室进行，但一定要先消毒房间再行手术。具体步骤略。

5.透析的步骤

（1）透析前测呼吸、脉搏、血压并记录；

（2）透析液需加温至37~38℃；

（3）透析时连接硅胶管与输液管道，将加液的透析液借重力（人工或机器泵的压力）将液体通过Tenckhoff管输入腹腔，每日透4～6次，每次存留3～6小时，夜间交换液一次，存留8～12小时。每次透析液量儿童为500mL，婴幼儿为200～300mL；

（4）每日透析结束后，宜将管子和皮肤出口处用碘液消毒，然后包无菌纱布。如用塑料袋透析液，输入液体后，卷起空袋置于一个布袋内，缚于腰部，至下次交换时，先将管中透析出的透析液排至空袋内接着取下，换新袋再输入透析液；使用塑料袋的优点多，不需要地瓶，既方便又可大大降低感染率，而且患儿可起床活动。

6.透析患儿的护理

（1）患儿最好住入单间病室。

（2）要严格执行无菌操作，以减少感染机会，要注意保持切口创面的清洁，定时更换敷料，做好透析时的无菌操作。

（3）加强基础护理，做好口腔、皮肤清洁卫生。

（4）严格执行消毒隔离制度，注意保持透析室内的清洁。定时通风，紫外线照射2次/日，经常用消毒水擦拭地面及家具，进入透析室要戴口罩及穿拖鞋。

（5）进行透析前洗手、戴口罩。

（6）对透析用物进行消毒后再用。

（7）详细记录有关透析资料，记录内容包括：每次使用的透析液种类，入液及透析出液的颜色，注明液体在腹腔内存留时间，透析出液量及排出量差，还要记录所加用的药物。

（8）详细记录患儿的尿量、体重、血压及心率等，并按医嘱决定领取透析液及取血，尿标本送检，注意脱管及漏液。

（9）严密观察病情变化及透析效果，及早发现和防止并发症的发生。例如，透析液混浊，患儿主诉腹痛或皮肤切口处发红或伴发热，可能为腹腔感染的征兆，定期测量血压、体重，观察水肿情况，防止脱水过多或液体潴留而致肺水肿。

（10）对昏迷患儿要定时翻身、拍背，可使用雾化吸入，稀释痰液以利于排痰，从而防止肺部并发症。患儿每次排便后要认真清洁局部，防止尿、便污染切口。

（11）加强饮食护理，应供给足量的热量和适量的蛋白质（因腹膜透析时每日丢失蛋白质较多），应给优质量高动物蛋白质为宜，同时要防止暴饮暴食，饮水量可按医嘱执行。

（12）在病情稳定后可鼓励患儿多下地活动，消除患儿的思想顾虑，稳定情绪，以利于治疗的持续进行。

九、儿童肾穿刺活检术护理

肾活检主要适用于诊断不清，治疗和预后存在问题的弥漫性肾小球疾病患儿，由于它是一种创伤性的检查，故应审慎选择适应证，并做好术前准备及术后观察。

（一）肾活检术前的准备

1.准备好穿刺时需用的各种物品及药物。

（1）备有肾穿刺包需高压灭菌后备用。

内容：孔巾1块、治疗巾2块、巾钳2把、镊子2把、小弯盘2个、小方纱10块、手套2副、腹带1副、腰穿针1根。

（2）治疗盘1个，内放1／1000氯己定消毒液，浸泡肾穿刺针及固定器各1个，解剖刀1把，刻度尺1个。

（3）其他辅助用品：小钢珠或螺旋帽1个，小沙袋（1～2kg）1个，无菌注射器5mL 2个，20 mL 1个、针头等。皮肤消毒液碘酒，75%乙醇各1瓶，紫药水1小瓶，棉签1包、小砂轮1个、胶布等。

（4）抢救药：肾上腺素、尼可沙米、洛贝林、异丙嗪、安定各1支，造影剂76%或60%复方泛影葡胺20mL 2支。

另外备1∶1000氯己定液1000 mL，外用生理盐水500 mL，放活检物小瓶、被子和枕头，木板1块。

2.首先向家长说明穿刺的必要性及可能出现的问题，术前家长必须履行签字手续。

3.做好患儿的思想工作，解除对穿刺的顾虑，术前训练患儿深吸气后屏气和深呼气后屏气，以配合肾穿刺顺利进行，减少肾组织损伤。

4.术前12小时开始禁食禁水。一般不需清洁洗肠，但应嘱咐患儿术前排便或用开塞露通便。

5.术前检查尿常规、测体温、脉搏、呼吸、血压。

6.做碘过敏试验（用皮试法）。

7.查血型、并配血备用。

8.检查血小板计数，出血时间、凝血时间、凝血酶原时间及血红蛋白（中—重度贫血患儿术前应先输血）。

9.肾功能检查（血肌酐、肌酐清除率等）。

10.术前半小时开始慢速静脉滴注10%葡萄糖液100 mL（保留静脉通路为静脉造影剂做准备）。

11.根据医生选择的穿刺部位，按外科术前方法备皮，范围为第10肋缘下至髂骨脊。

12.备木板床或大木板置病床。

（二）肾活检术后护理

1.肾穿刺后局部需加压15～20分钟，然后用沙袋加压腹带包扎，让患儿保持俯卧位，腹下垫枕头，患儿保持水平体位，并小心快速地将患儿平移至手术推车上送回病房。

2.病室应安静、舒适，设专护或嘱咐家长床边守护24小时。

3.严密观察病情变化，准确记录出入量，每次尿量、尿色、并记录血尿发生在术后的时间、次数、持续时间、留尿标本送验，直至无血尿时停检。

4.配合医生填写术后病情观察表，记录体温、脉搏、呼吸、血压及病情变化。术后初2小时内，每半小时测体温、脉搏、呼吸、血压记录病情。此后4小时测体温、脉搏、呼吸、血压一次，直至术后24小时，如病情稳定可停测。

5.术后4小时内应保持俯卧位，睡木板床12～24小时。

6.患儿烦躁给小量镇静剂，并保护肢体以免发生意外，术后24小时可去掉沙袋，仍用腹带包扎，可恢复自由卧床，术后24小时如病情稳定可解去腹带，可下地轻微活动。

7.注意伤口有无渗血、肿胀、疼痛等不适感及时向医生报告。

8.血尿患儿需要继续卧床休息和观察。

9.术后1个月内患儿应避免剧烈的运动，若此期限内出院需向家长讲明注意事项。

第五节　血液系统疾病护理

一、血液系统疾病护理

贫血是小儿时期常见的一种症状。依血红蛋白和红细胞的数量可分为轻、中、重和极重4度。

轻度：血红蛋白为90～120g／L，红细胞为3×10^{12}～4×10^{12}／L。

中度：血红蛋白为60～90g／L，红细胞为2×10^{12}～3×10^{12}／L。

重度：血红蛋白为30～60/L，红细胞为1×10^{12}～2×10^{12}／L。

极重度：血红蛋白为30g/L以下，红细胞为1×10^{12}／L。

贫血不但影响小儿的生长发育，并且是一些感染性疾病的诱因。造成贫血的原因，主要是由于造血障碍及红细胞破坏过多增多。各种血细胞都有其特殊的功能，临床表现往往与相应血细胞的质和量的变化密切相关，也决定了护理的要点。

1.保护性隔离　白细胞有吞噬作用，粒细胞减少时或当淋巴细胞、浆细胞有质和量的改变时，常有继发感染或机体免疫反应异常，小损伤或轻微感染均能导致严重后果。因此，血液病患儿应与感染性疾病患儿分室居住，加强皮肤及口腔护理。

2.休息　红细胞有携带氧至各组织的作用，在贫血时组织缺氧，可有乏力、心慌、气短、思想不集中、记忆力减退。如血红蛋白在60g／L以下，或有活动性出血，应卧床休息，病情稳定后，可适当活动。对年长儿要做好思想教育工作，积极配合治疗。做到体力、精神均休息，减少组织对氧的消耗。

3.饮食　供给高蛋白质、高维生素和含铁质的软食。如肝、蛋黄、肉类、豆粉、绿叶蔬菜，水果等。缓解期可吃普食。

4.忌服影响白细胞生长的药物，如阿司匹林、磺胺类、呋喃类等。

5.血红蛋白30g／L以下，或短期内血红蛋白降至60g／L以下患儿，遵医嘱准备输血。体温在38.5℃以下方可输血，输血过程中，观察有无输血反应，必要时与医生联系，配合处理。

6.密切观察出血倾向　重度贫血或血小板减少患儿，随时都会发生大出血，如鼻出血，血尿、胃肠道出血、颅内出血、关节腔出血、皮肤黏膜出血等。密切观察患儿的精神、面色、面容、脉搏，及时发现新的出血灶，及时报告医生，及时治疗。

二、血友病护理

本病为遗传性血浆中缺乏凝血活酶因子所致的出血性疾病。其特征为自发性出血或轻微的创伤可发生严重出血，膝关节出血者最多见？临床常见为甲、乙、丙3型，甲型为最多，多见于男性。

1.卧床休息　无出血可适当活动，避免剧烈运动，使家长及患儿都了解外伤的严重性，及避免外伤的重要性。

2.加强营养　给予容易消化的软食。

3.尽量避免注射　必要时选用小针头，注射完毕压迫局部止血。

4.出血的护理

（1）局部出血：做冷敷、放置冰袋、压迫止血或用外用止血药物，如吸收性明胶海绵、凝血酶等。

（2）关节腔出血：用弹性绷带固定，抬高患侧关节。

（3）严重内脏出血：按医嘱立即准备静脉输新鲜血，或输入抗血友病球蛋白。

5.第Ⅷ因子保存在冰箱内，输入时不用有网过滤器，以免破坏，需用37℃温水溶解，于30～45分钟内静脉滴注完毕。

三、粒细胞减少症护理

因各种原因（感染、药物、放射线）或原因不明，造成白细胞总数在$40 \times 10^9/L$以下，粒细胞绝对值在$10 \times 10^9/L \sim 18 \times 10^9/L$，称粒细胞减少症。

1.保护隔离，避免感染。粒细胞绝对值在$5 \times 10^9/L$以下应住层流间，医护人员应按保护隔离要求去做。

2.卧床休息，自觉症状消失后可以适当活动。

3.给高糖、高蛋白质、高脂肪、高维生素饮食。

4.饭后与睡前用盐水和庆大霉素混合液漱口。

5.协助观察寻找病因，及早治疗。

四、营养不良性贫血护理常规

营养不良性贫血，是由于缺乏生血必需的营养物质，以致造血功能低下的一种贫血。分营养性小细胞性（缺铁性）贫血，营养性巨幼红细胞性（缺乏维生素B12、叶酸）贫血，营养不良性混合性贫血。

1.了解患儿喂养史，纠正不良的饮食习惯。必要时停母乳，改用人工喂养法，逐渐添加辅助食品，耐心、细微或强迫喂入辅食。饭后注意清洁口腔。

2.饭后服铁剂，观察消化道反应，如食欲减退、腹泻等。

3.巨幼红细胞性贫血，常有肌肉震颤，肢体抽搐，可在臼齿间咬以裹纱布的压舌板，避免咬伤唇舌。

4.每日适当抱起活动，协助锻炼智力，体力的恢复。

五、血小板减少性紫癜护理常规

由于血小板减少（$<50\times10^9/L$）而引起皮肤黏膜、内脏出血。可继发于感染、中毒或其他疾病，原发病因尚未明了，目前认为本病可能由于免疫反应引起。

1.保护性隔离，有活动性出血患儿，应住单间病室，必要时设专护。

2.给富于营养且易于消化的软食。有胃肠道出血，可按医嘱禁食、补液，或给冷流食。

3.避免剧烈活动，清洁皮肤时动作要轻，避免揉搓，血小板升至$50\times10^9/L$以上，无活动性出血时可下地活动，婴幼儿为避免头部碰伤可适当给予约束措施。

4.口腔护理

（1）口腔黏膜无破损，可用软牙刷刷牙齿，饭后用盐水漱口。

（2）口腔黏膜有破损渗血，用棉签代牙刷刷漱，饭后用盐水加庆大混合液漱口并涂金霉素鱼肝油或溃疡软膏。

（3）口腔黏膜破损有继发感染的，用3%双氧水洗口腔，按医嘱涂药。

5.密切观察病情变化，随时进行生命体征观察，病情有改变，立即报告医生。

六、白血病护理常规

白血病是造血系统的一种恶性肿瘤，主要是骨髓及血液内原始恶性细胞异常增生，影响正常造血，发生贫血、出血、伴发热，肝、脾、淋巴结肿大等。

【一般护理】

1.保护性隔离　与感染患儿分室居住，有条件者住单间，室内应保持清洁，空气流通，每日擦地两次，紫外线消毒病室一次。医务人员进病室要戴口罩。

2.休息　白血病急性期有高热及出血倾向患儿应注意卧床休息，减少消耗，防止出血。生活护理需护士协助。

3.做好食品管理　患儿应食新鲜易消化富有营养饮食，外购熟食应先蒸透后再食用，生冷食品应保证清洁新鲜，过硬食品不易消化食品不宜食用。

【对症护理】

1.化疗时的护理　患儿使用化学药物后，常有恶心呕吐、食欲减退、胃肠道黏膜溃疡等胃肠道反应，秃发及骨髓抑制，甚至出现出血性膀胱炎现象。因此化疗时应遵医嘱给药给液，并按要求时间完成治疗项目。严格记录患儿24小时出入量，并监测尿pH，尿pH应在7~8之间。尿量不足、尿量过少，应及时报告医生，必要时增加液体。

2.防止化疗药物渗漏　有计划选择血管，注射时由远心端向近心端，避免反复穿刺，药液应稀释到所要求浓度，注射时先用生理盐水穿刺证实在血管内再缓慢推药，注意边推边抽吸回血，最后用生理盐水冲管。

3.出血的护理　出血是白血病的严重并发症，重要脏器出血可危及患儿生命。鼻腔出血是黏膜中出血最为常见，表现大量渗血、渗血可从鼻咽部吞入胃内，刺激胃黏膜引起呕血，向下可引起便血。局部处理方法，以油纱做鼻腔填塞，油纱一般可保留24~48小时再更换。口腔出血常见为齿龈出血，局部处理可用止血纱布，吸收性明胶海绵、压迫止血。

胃肠道出血时要密切观察患儿面色、脉搏、血压，如面色苍白、四肢冰冷、出冷汗、心悸等症状。应及时报告医生，采取抢救措施，并注意禁食，记录呕便血量。

颅内出血时患儿表现头昏，有剧烈头痛，呕吐，说话含糊，视力模糊，严重的神志不清，血压下降。应注意卧床，做好大静脉穿刺，以备治疗用药及输血。必要时给氧、镇静，护士应特别注意病情观察，注意患儿体温，脉搏、呼吸、血压、神志意识及瞳孔反应，做好一切抢救准备。

4.血制品输入护理　白血病患儿经常采用输血及成分输血治疗，所有血制品输入均应严格执行核对制度及无菌操作，并需二人先后核对，准确无误方可输给患儿，同时注意观察输血反应。

5.降温的处理　发热是白血病患儿普遍的临床表现之一，有疾病本身的因素，更有感染因素，所以在白血病患儿降温处理上不能等待。临床常用物理降温有：温水擦浴，乙醇擦浴，冰敷冰枕。物理降温注意点：皮肤有出血点患儿禁用擦拭法。降温要注意观察患儿避免体温骤降，引起虚脱，一般降温应适度，体温下降至38℃即可。降温效果不佳可配合通风及药物。

6.感染的预防　白血病患儿抵抗力低下，长期使用化疗及免疫制剂，易发生感染，且感染不易局限。临床常见的感染为口腔、皮肤、呼吸道及消化道的霉菌及细菌感染，因此要求我们做好无菌操作及保护隔离。一切操作均需使用碘酒酒精消毒，面积要比正常要求大。

预防口腔感染：每餐后嘱患儿漱口，小患儿做口腔护理，漱口液的选用以测患儿口腔pH为准，选用有针对性的漱口液。

预防皮肤感染：有条件每天洗澡一次，勤换内衣裤，保持床单清洁，病情重者可用温水擦浴，每日两次使用75%酒精擦针眼处。

预防呼吸道感染。注意病室温湿度，每日使用紫外线灯照射病室半小时，减少探视次数，有呼吸道感染时应戴口罩进病室。

预防消化道感染：患儿使用的一切餐具每餐后需高压消毒，同时注意患儿饮食的新鲜清洁，特别在探视时做好卫生宣教，嘱患儿饭前便后洗手，小患儿需护士协助。

第六节　内分泌系统疾病护理

一、内分泌疾病护理

内分泌腺是一种特殊的腺体，没有排泄管，它所分泌的物质(内分泌素)经血液运至全身，对人体生长、发育和生殖等生理过程有重要的控制和调节作用。人体的内分泌腺主要有甲状腺、甲状旁腺、胸腺、肾上腺、脑垂体、胰腺内的胰岛、生殖腺。

1.住单间病室，在治疗过程中因药物反应，造成白细胞低下的患儿，需进行保护性隔离。

2.实行保护性医疗，对有生长发育异常的患儿，避免在病室内讨论患儿的情况。

3.严格记录治疗饮食摄入量，按病情需要记录出量，定期观察体重、身长、智力、体力，脉搏、呼吸等变化。

4.定期留取各种检查及化验标本。

5.向家长及患儿宣传内分泌疾病的知识，坚持治疗及定期返院复查的重要性。

二、糖尿病护理

糖尿病是因体内胰岛素缺乏而引起糖代谢紊乱的一种疾病。又因糖代谢障碍而造成蛋白质、脂肪、电解质代谢的异常，可合并酮症酸中毒。早期表现为多饮、多尿、多食、消瘦。在创伤或感染时，突然发生糖尿病酸中毒症状，如嗜睡、昏迷、恶心、呕吐、腹痛、呼吸深长等可危及生命。

1.严格执行饮食治疗，并记录每餐饭菜量，如有剩余或不足，与医生及营养室联系。

2.预防感染：患儿皮肤瘙痒可用温水擦洗，卧床患儿，每日做褥疮护理及口腔护理两次。

3.每周测体重1次。

4.详细记录出入量，定时采集尿标本做尿糖定性试验。保持专用表格记录每次尿糖定性试验结果，及胰岛素注射量。仔细观察尿糖量与胰岛素注射量的关系。

5.胰岛素的注射

（1）药量需经第二者查对后注射。

（2）计划注射部位注射点轮流使用，针孔纵横间隔均为1cm，以免皮下脂肪萎缩硬化。

（3）注射胰岛素后15分钟进餐。

（4）观察低血糖反应：如苍白、无力、头晕、出汗、脉速无力等。如有上述反应立即备糖水口服，或按医嘱静脉注射25%～50%葡萄糖溶液40mL。

6.合并酮症酸中毒患儿，入院后按医嘱积极配合取血做生化检查、输液，留尿标本、准确使用胰岛素，密切观察酸中毒纠正的情况。并发休克时按休克处理。

7.病情稳定后，教会家长和患儿饮食管理法、尿糖检查法、皮下注射法、胰岛素注射量的掌握法。

8.患儿随身带有糖块及卡片，写有姓名、住址、病名、膳食治疗量、胰岛素注射量，医院名称及负责医师，以便任何时候发生并发症可立即救治。

三、克汀病护理

克汀病即散在性呆小症，是先天性甲状腺功能不全所致的体力、智力发育障碍性疾病。出生前因有母体甲状腺影响，所以多在生后数周至数月才出现征象。

1.避免受凉诱发感染，适时增减衣服。

2.及时添加辅助食品，保证营养供给。

3.记出入量。

4.多饮水，以防便秘。

5.勤洗澡，防止皮肤感染。

6.服用甲状腺片的第一周，隔日测体重，入院、出院各测身长1次。

7.观察服用甲状腺片的药物变态反应，如心率增快，烦躁不安、发热、呼吸急促、大汗淋漓、腹泻等症状，要及时报告医生。

8.取血作血清蛋白结合碘及做碘-131，注意点同甲亢护理。

9.恢复期加强智力、体力训练，以促进生长发育。

四、甲状腺功能亢进症护理

甲状腺功能亢进症是由于甲状腺激素分泌过多所致。甲状腺常呈均匀性肿大，临床可见急躁、多汗、怕热、手颤、心悸等，并常伴有眼外突。

1.教育患儿安静休息，以防情绪激动。

2.患儿食量大，给予充足的热量、维生素及蛋白质的低碘饮食。因手颤，必要时给搪瓷餐具。

3.每6小时测脉搏、呼吸一次。必要时每4小时测1次。

4.观察病情变化，如有发热、心动过速、呕吐、腹泻、脱水，甚至出现谵妄、昏迷等症状为甲亢危象，立即报告医生，积极配合抢救。

5.防止感染及外伤，以免诱发甲亢危象。

6.患儿易出大汗，怕热，每周洗澡1～2次。

7.按医嘱进行必要的化验检查，如取血作血清蛋白结合碘时，禁用碘酒消毒皮肤，如作甲状腺吸碘试验时，忌吃海产食物、菠菜、圆白菜等含碘饮食。

8.观察药物反应，服用甲巯咪唑后轻度中毒现象为皮疹、发热、头痛、腹痛、腹泻等。重者可使白细胞下降，白细胞下降至$3 \times 10^9/L$或中性粒细胞下降至$1.5 \times 10^9/L$时应停药。

五、甲状旁腺功能不全症护理

甲状旁腺功能不全，主要是甲状旁腺分泌不足，可由于先天发育不全或手术损伤，亦可有家族性隐性遗传。

1.因患儿有怕光现象，室内避免强光刺激。

2.低磷饮食，如绿豆芽、粉条、白薯、白萝卜、茄子、墨斗鱼、海参、苹果、梨等。

3.观察手足搐搦症的发生，可有全身性抽搐，按医嘱立即静脉推注10%葡萄糖酸钙，如有喉痉挛要及时联系耳鼻喉科大夫作气管插管。

4.治疗过程中观察维生素D的中毒症状，如哭闹不安，口渴多饮，生长发育迟缓等及时向医生反映。

六、甲状旁腺功能亢进症护理

甲状旁腺功能亢进症，是由于甲状旁腺激素分泌过多，如原发性甲状旁腺肿瘤、增生所致。继发性的可由于体内血钙过低或血磷升高刺激甲状旁腺产生过多的甲状旁腺激素，常见于肾脏疾患和范可尼综合征、骨软化症、慢性吸收不良等。

1.卧床休息，每4小时测脉搏一次，症状消失后可适当活动。

2.低钙饮食，如面类、黄瓜、冬瓜、西红柿、绿豆、茭白、藕、牛羊肉等。手术后可给高钙饮食，如贝壳类、乳类、豆类及其制品，鼓励患儿多进餐。

3.记录出入量。

4.护理时动作要轻，防止外伤性骨折。

5.观察病情变化：如有嗜睡、恶心、呕吐、腹疼、数日无大便、排尿困难，或见尿内排出结石，术后手足搐搦症及时报告医生。

七、尿崩症护理

尿崩症一般指垂体性或中枢性尿崩症，是由于垂体后叶、下丘脑或二者之间的神经束发生病变，使抗利尿激素（垂体加压素）分泌减少或缺乏而引起的水代谢失调所致。

1.卧床休息，防止外伤，患儿常因多尿而引起软弱无力。

2.准确记录出入量：除神经性尿崩症需限水量外，其他随意饮水，可用500 mL葡萄糖溶液储水，以记录饮水量。

3.饮食：低盐、高热量、低蛋白质、高维生素半流食，可选稀粥、面汤等，鼓励患儿多进食。

4.每周测体重一次。

5.备好夜用便器，每2～3小时唤醒患儿一次，以免尿床。

6.配合医生做好限水试验。

八、肾上腺皮质功能不全症护理

本症是由于垂体和肾上腺皮质的先天性或后天性病变，引起皮质类固醇包括醛固酮分泌不足，使身体中排钠、贮钾。症状的轻重及病情缓急差别甚大。急性肾功能不全可呈休克表现，慢性肾上腺皮质功能不全则表现食欲减退，腹泻、呕吐等症状。

1.卧床休息。

2.饮食：高糖类（碳水化合物）、高维生素、高蛋白质、低钾饮食，每日加盐6～10g，如盐供给不足，可发生肾上腺危象。

3.避免外伤感染，以防诱发肾上腺危象。

4.观察病情变化，如有出汗、苍白，疑为低血糖，可立即给葡萄糖水口服，同时报告医生。

5.有肾上腺危象时有会呕吐、腹泻，发生严重脱水，迅速进入休克状态，皮肤湿冷，紫绀，脉搏快而弱，呼吸浅促，血压下降，体温降低或有发热并可出现惊厥和昏迷。如不及时抢救，可很快危及生命。设专护，积极配合抢救。

6.按医嘱留取化验标本。

九、皮质醇增多症护理

皮质醇增多症又称库欣综合征，是肾上腺皮质分泌过多的皮质类固醇所致。多见于肾上腺的恶性肿瘤或增生。临床特征为肥胖、高血压、面部痤疮。

1.切忌在病室议论患儿的病情。

2.伴高血压者应卧床休息，避免兴奋，使患儿情绪稳定。每日测血压2次。

3.饮食应选择高蛋白质、高维生素、低脂肪的食物。

4.预防皮肤感染，勤洗澡换衣，夏天每日洗澡。

5.严格留标本做化验检查。

十、抗维生素D佝偻病护理

抗维生素D佝偻病，为X-连锁显性遗传病。临床除尿磷增多、血磷降低，血钙正常或稍低、碱性磷酸酶增高、生长发育迟缓外，可有骨骼畸形，行走困难，腿疼，甚至骨折。用一般维生素D量治疗无效，必须投用大量的维生素D治疗。

1.保持皮肤清洁，勤洗澡，以防汗多而发生痱毒。

2.改进喂养，按时添加辅食。

3.避免过早负重，以防骨骼畸形。护理患儿动作要轻而稳，防止骨折。

4.如有手足搐搦症，立即报告医生，并按医嘱给予钙剂注射。

5.观察治疗后的反应，如食欲减退，喜欢饮水，烦躁不安，生长发育迟缓等维生素D的中毒反应，及时报告医生。

第七节　神经系统疾病护理

一、神经系统疾病护理

神经内科患儿常发生昏迷、抽搐、瘫痪、感觉异常，吞咽困难及大小便障碍等症状。此种患儿不会翻身，不会咳嗽，易合并肺炎、压疮或突然发生抽搐，可导致窒息、跌倒或发生意外，可有尿失禁及尿潴留，易发生上行性的泌尿系统感染，因此护理至关重要。

1.严密观察　主要观察生命体征（瞳孔、呼吸、血压、脉搏），有变化及时报告医生给予处理。

2.功能丧失者的护理　神经系统患儿发病突然，而造成肢体瘫痪或意识丧失，要做好基础护理防止并发症发生。

3.语言障碍的护理　是由于脑部语言中枢受到限制只能听而不能语，要对患儿进行语言训练。

4.避免意外　由于神志不清，有时患儿多动，要防止摔伤、烫伤、打人、咬人，不能给患儿玩硬器、锐器，以防伤人或自伤。

5.肢体挛缩　不能活动的患儿肌肉易造成挛缩，多为渐进性，因此对患儿肢体要予以按摩或进行练习活动，使肢体恢复肌力。

6.防止压疮　瘫痪多半侧或全身瘫痪患儿，要经常翻身、洗澡、按摩并做好压疮护理工作。

7.注意保护性医疗制　室内保持安静、舒适、清洁、语言要柔和、动作要轻，以免刺激患儿。向家长交代病情不让患儿知道。对于暗示疗法的儿童，交班时要背着家长和患儿，当着患儿面只能说好。

8.预防泌尿道感染　对于尿失禁或尿潴留的女患儿，要每天清洗外阴2次，男患儿清洗龟头。

9.观察脑神经的变化　有呛咳、吞咽困难、双眼闭合情况，防止眼部感染。

10.注意防止患儿痰阻，及时吸痰或头偏向一侧。

二、颅压高护理

颅压增高是神经科疾病的共同症状，患儿主要有头疼、恶心，呕吐、视盘水肿，这种患儿常可因某些原因而突然使颅压调节代偿功能丧失而导致颅内压增高，形成脑疝危及患儿生命。

1.最好放入单间病室，保持患儿安静，绝对卧床休息，烦躁者可适当给镇静剂。

2.密切观察患儿生命体征的变化，每4小时测1次婴儿前囟张力、颈抵抗力并记录。

3.观察头痛的性质，是阵发性的还是持续性的，如果频繁呕吐，往往是脑疝的前驱症状，应加强观察并报告医生，准备静脉滴注脱水药，禁用哌替啶、吗啡等麻醉药物。

4.观察呕吐的性质、量、色、味，如果呕吐不止，可禁食但不宜使用大量的冬眠药物。

5.防止便秘，每日可给患儿导泻剂，用甘油栓、开塞露通便，但禁忌高位灌肠，以免加重颅压增高，促使脑疝形成.

6.发生脑疝的前驱症状，如意识迟钝，一侧或双侧瞳孔散大（早期瞳孔缩小），对光反射消失，对侧肢体偏瘫，应立即给患儿静脉推注20%甘露醇，并通知主管医生，做好一切急救的准备工作，进行紧急抢救。

7.限制入量。

8.注意观察肢体的张力。

三、脊髓病护理

脊髓病是由于脊髓病变造成的，绝大多数患儿是偏瘫，常有感觉减退或消失，大小便障碍行动不便。

1.较大患儿，要做好思想工作，使患儿建立战胜疾病的信心，护理周到，进行心理护理。

2.预防并发症

（1）预防压疮，此患儿肢体感觉与运动均有障碍，血液循环不畅，每2～4小时翻身一次，更换体位，按摩瘫痪肢体，床铺要平整、清洁、松软。

（2）预防肺炎的发生，保持呼吸道通畅，鼓励患儿咳嗽，必要时吸痰。

（3）预防泌尿系感染，有尿潴留可针灸关元、中脘、阳陵泉或轻轻按摩下腹部，协助排尿，如无效可导尿。

①每周更换尿管一次，送尿常规2次。

②每日冲洗尿道口2次。

③膀胱冲洗液，应根据膀胱大小而定，每次100～300mL冲洗膀胱后，保留20分钟，再放出。

3.预防便秘：多吃新鲜水果、蔬菜，养成定时排便的习惯，便秘者可服缓泻剂或液体石蜡灌肠。

4.记出入量，特别是尿量。

5.预防烫伤，瘫痪患儿多伴有感觉失常，禁用热水袋取暖，必要时用40～50℃的温水为患儿洗澡。

6.预防肢体的挛缩及畸形，要多加强患儿肢体锻炼，可做电动按摩，每日2次，每次30分钟。

四、小儿急性偏瘫护理

小儿急性偏瘫又称为急性婴儿偏瘫，婴儿获得性偏瘫。多因脑血管闭塞造成局部脑组织缺血或坏死引起的，起病年龄多为6个月至8岁之间，在大多数发病患儿为3岁以前。

1.病室清洁，阳光充足，空气新鲜，有专人护理的病室。

2.密切观察病情变化，注意早期发现，如感觉障碍，脑神经异常及血管运动障碍等。

3.偏瘫早期需严格卧床休息，防止水肿和挛缩，肢体水肿时应抬高患肢。

4.用沙袋和夹板防止下肢外旋和足下垂，对麻痹肢体的关节，每日应做数次被动活动。

5.根据功能和意识状态，鼓励患儿在病情稳定后即进行适当的自主活动和锻炼。

6.积极配合治疗工作，血压增高呼吸变慢即用脱水剂抢救，20%甘露醇30分钟内静脉推注，5%碳酸氢钠、地巴唑、山莨菪碱等脑血管扩张剂等常用药物.配合服中药天麻钩藤饮，龙胆泻肝汤等，防止脑缺血和促进偏瘫康复。目前常用静脉滴注药脑活素效果较好。

五、肝豆状核变性护理常规

肝豆状核变性为遗传性酮代谢障碍的神经系统进行性疾病。由于大量的酮沉积在脑、肾、角膜及其他组织，因而出现各种临床症状，脑部的病变以纹状体为最显著，另有肝硬化。

起病年龄为儿童期或青春期发病最多，10~25岁多见。

1.密切观察病情变化，此患儿入院后如放置在轻病室，容易忽视病情进展，要多观察患儿有何反应。年龄小的患儿肝脏症状多见，年龄较大患儿精神症状多见。

2.进行性肝豆状核变性型多见儿童及青少年，肌张力障碍，走路时肢体姿势异常，也有的行动困难、手活动笨拙，应多给以帮助加强生活护理，注意不要摔倒发生意外。

3.饮食护理，避免含铜高的食物，如肝、贝类、硬果类、巧克力、可可、蘑菇等。

4.定期协助医生查肝功、血铜、铜蓝蛋白。

5.骨骼的改变，临床上表现为关节痛“X”形腿，“O”形腿，鸡胸，脊柱畸形，个子矮，自发骨折等，所以要说服患儿绝对卧床休息。

6.急性发作的严重的血管内溶血，同时有急性肝功能衰竭为首发症状病例。这时应密切观察病情进展情况。此病死亡率极高，可在1~3周之内死亡，要提高警惕，做好抢救准备。

7.为更好地配合治疗应按时服药，目前疗效最好的，又比较安全和方便的药是青霉胺，要在睡前30分钟服，和维生素B_6同时服用。

8.服药时间较长，3～6个月或更长时间才能好转，但效果是肯定的.因此要和家长、患儿讲清楚出院后坚持治疗，做好长期接受治疗的思想准备。

9.注意观察药物反应，如食欲不振，恶心、呕吐、腹部不适、发烧、关节痛、淋巴肿大。皮疹等用药后5～10天可出现，但大部分患儿不出现反应。

六、抽搐患儿护理

在临床上抽搐是很常见的，特别是儿童时期更为突出，从新生儿开始各年龄组均可发生。发作时炳儿意识不清，口吐白沫，呼吸急促，头、面，四肢抽动。

1.护理要点

（1）患儿入院后放有氧气、吸痰器设备的病室内。

（2）要密切观察病情变化，防止发生意外，如坠床或摔伤等。

（3）抽搐时上、下牙之间放牙垫，防止舌及口唇咬伤。

（4）发作时头偏向一侧，防止呕吐物误吸。防止舌后倒引起窒息，应托起患儿下颌同时解开衣扣及松开腰带，以减轻呼吸道的阻力。

（5）详细记录发作的时间，抽动的姿势、次数及特点。因有的患儿抽搐时间相当短暂，只有几秒，抽动姿势也不同，有的像眨眼一样，有的口角微动，有的肢体像无意乱动一样等，因此需仔细注视才能发现。

（6）患儿持续性发作时，可遵照医嘱对症处理。

（7）注意保证营养，如抽搐频繁，影响食欲，可给静脉输液或鼻饲喂养。

（8）癫痫发作时禁用口表测体温，试表时要工作人员扶着以免发生意外。

（9）患儿应按时、按量服用抗癫痫药物。

2.出院做好医疗卫生宣教工作

（1）服药期间要求按时不可间断，不要自行减药量或停药，否则易发生反复。

（2）掌握发病规律，如有明显的诱因而引起发病（暴饮暴食、劳累、紧张、气候变化、发热、感冒），应积极消除诱因。

（3）在治疗过程中，每3周查白细胞1次，6个月查氨基转移酶1次。

（4）服药后不良反应，如有头晕、走路不稳、嗜睡，或明显食欲下降、皮疹出现、牙龈痛、出血可到附近医院检查。

（5）注意患儿口腔卫生，加强锻炼以减少抽搐机会。

七、小儿癫痫病护理常规

癫痫是一种发作性的、短暂的脑部功能失调而产生脑功能紊乱的综合征群。可由脑部器质性疾患或全身性代谢障碍而致病。临床发作形式有大发作、小发作、精神运动性发作。护理人员必须仔细观察各种类型癫痫的发作，对病因诊断提供帮助。

癫痫的发病年龄以婴幼儿期最多，大多数发生于年龄前7岁以内。

癫痫持续状态是一种危险的急症，发作可持续数小时或数日，若不及时正确治疗，可因生命功能的衰竭而死亡，存活者也可由于脑缺氧而产生脑损伤性后遗症，应给以充分重视。

1.患儿入院后放置有氧气、吸痰器及急救方便的房间为宜。

2.准备抢救药品、物品，按急症处理。

（1）控制惊厥发作。

（2）预防和控制并发症的发生，要特别注意避免脑水肿、酸中毒、过高热及呼吸循环衰竭、低血糖等。

（3）协助医生积极寻找病因，针对病因处理。

（4）发作停止后立即根据医嘱长期使用抗癫痫药物治疗。

3.患儿在发作时除用药外，应尽量保护患儿防止发生坠床或摔伤现象。最好设有专人护理。

4.密切观察病情变化

（1）多在发作前数小时或数日内发生，如易激惹、不安、食欲改变、头痛或全身不适等。

（2）发作前数秒钟有先兆，最常有恐惧感，年长儿有幻听、幻视或错觉。

5.抽搐时准备牙垫，防止舌及口唇咬伤。

6.抽搐时头偏向一侧将下颌托起，松开衣裤带，防舌后倒引起窒息，采用大流量给氧法。同时备好吸痰管，呕吐时防止误吸。

7.配合医生准确给药，详细记录发作时间、肢体抽动次数、姿势及特点。

8.发作时禁止强行服药或进食，或用强力阻止患儿抽动易发生骨折和意外情况。

9.保证营养，不能进食者准备采用鼻饲喂养法。

10.注意口腔护理，神志不清每日3次。能进食患儿鼓励多吃蔬菜、水果，因长期服药可使牙龈增生、出血。

11.癫痫患儿不能到危险地方玩耍，特别注意他们的安全，防止发生意外。

12.向家长介绍本病治疗方法及注意事项，加强出院后的家庭护理管理。

（1）癫痫患儿必须按时、按量服用抗癫痫药物，不能随便停药。

（2）本病用药时间较长，是一项长期的耐心细致的护理工作，治疗是综合性的，除用药物治疗外还要取得家长和患儿的合作，较大儿童开展心理护理。讲清癫痫病的性质、治疗目的和方法。强调规律服药和定期复查的重要性，鼓励患儿准备接受长期治疗。

（3）安排好患儿生活。饮食过量、饮水过多、情绪激动、思想压力、睡眠不足或服用不必要的药物等都是发作的诱因，应当避免。

（4）观察用药后有无不良反应发生，如测量血压、脉搏、呼吸。注射安定时速度要慢，用过苯巴比妥和水合氯醛等药物时，注意呼吸抑制的发生等等。

八、急性感染性多发性神经根炎护理

急性感染性多发性神经根炎，简称神经根炎，又叫格林–巴利综合征。发病多在6~10月份，一般认为与病毒感染后自身免疫有关，也有人认为是感染变态反应。地区分布：农村多于城市，河北省及内蒙古较多。

在发病前1~2周有感染史，但有一种重要的诱因，即淋雨、涉水。起病的特点：大部分起病急，不发热，1~2周病情发展到高峰，持续几天后，2~4周开始恢复，但发展到3周后病情突变。

临床症状特点：运动障碍，颅神经麻痹，呼吸肌麻痹，大部分为双下肢上行性、弛缓性、对称性麻痹，呼吸肌麻痹可危及生命。呼吸肌麻痹Ⅱ度以上合并有吞咽困难、肺炎、肺不张。如暴发型病后24~48小时内呼吸肌麻痹达到Ⅲ变。

1.准备工作

（1）工作人员的准备与学习：组织安排固定的医护人员，护士排责任制护理班，人员固定。学习有关本病知识，治疗及护理（气管切开的术前准备，术后护理，复苏技术、电动人工呼吸机的使用），医护人员必须具有高度的责任感，坚守岗位，切实、认真、按时完成各项任务。

（2）专用物品准备：除内科病房一般急救室物品外，加气管切开护理用物，电动人工呼吸机。

①气管切开患儿床旁备有：3个带盖搪瓷敷料罐（分别置气管吸痰管和口腔吸痰管），另备1份每日更换。500 mL葡萄糖溶液瓶2个盛凉开水用，橡皮呼吸囊1个，吸痰瓶1个，10 mL或20 mL注射器1个，2 mL注射器2个，8号针头1个，6号针头1个。

②不同色的吸痰橡皮管及吸氧橡皮管若干根，5、6号气管套管各一份，浸泡于1‰新苯扎氯铵溶液中备用套管气囊2份。套管系带2根1包，长度为7寸、8寸各1根，高压消毒。

2.护理

（1）24小时设专人守护，保证室内不断有人，随时巡视，谢绝陪住，主动细致关心患儿，增强患儿战胜疾病的信心。

（2）每日用消毒液擦拭两次，空气消毒紫外线照射2次，中午和晚上进行。合并其他感染者执行病室隔离。

（3）床上铺海绵垫。

（4）随意饮食，保证充足入量。

（5）预防便秘，喂果汁或服中药缓泻，随时检查左下腹有无粪球，必要时可用液状石蜡20 mL灌肠，或按常规用1%肥皂水灌肠。

（6）每日做预防压疮护理2次，双下肢瘫痪者，髁部垫海绵垫或小棉垫。

（7）眼的护理；有面神经麻痹，眼睑下垂的患儿，涂以眼膏盖油纱条，以防暴露性眼炎。

（8）夏季每天给患儿洗澡，冬季做床上擦浴。做好皮肤的清洁卫生。

（9）入院患儿凡有呼吸肌麻痹者，不分男女，一律剃光头，可能的情况下洗澡。

（10）严密观察病情变化，特别是第Ⅸ、Ⅹ对脑神经的受累，如说话声音嘶哑、吞咽时呛咳、呼吸发憋、出汗、烦躁、脉数、呼吸浅促、三凹征等应立即报告医生。

3.气管切开的护理

（1）术前准备

①气管切开包由五官科医生带至病房。

②消毒皮肤用品：无菌弯盘盆1个，小方纱数块、2.5%碘酒、75%乙醇、2%普鲁卡因2支、生理盐水10mL 1支，生理盐水200 mL 1瓶，气管套管、套管气囊、立灯。

（2）术后护理

①密切观察伤口：局部出血，有粉红色分泌物，可滴入1%麻黄素2~4滴，如为鲜红色血液立即与医生联系。

如局部渗血可滴入副肾，注意有无皮下气肿、纵隔气肿、气胸、感染、梗阻、脱管等。

痰液不多可延长吸痰时间，避免吸痰时负压过大，吸痰管的长度与气管套管内管长相等。

②套管系带松紧要合适，以能插进示指第一指关节为度，系带要打平结，污染后随时更换，防止变硬。

③保持呼吸道通畅，大吸痰4小时1次，夜间停1次，吸痰前洗手，戴口罩（病情好转后可酌情减少，听到咽部有痰声随时吸净），每次大吸痰后用75%酒精棉球擦净局部，换喉垫，污染后喉垫用新苯扎氯铵浸泡30分钟后洗净，高压消毒。也可使用无菌小方纱来代替。

④气管套管内管每日消毒2次，换下内管刷净后，用纱布包好煮沸消毒10分钟。

⑤吸痰管、罐，每日更换一次，煮沸消毒30分钟。

⑥吸痰瓶，吸引器橡皮管每周消毒2次。

⑦必要时作超声雾化吸入，使痰液稀释，黑色螺纹管限每个患儿专用，防止交叉感染。

⑧停用电动人工呼吸机时，气管套管口戴有小孔皮套，以防食物碎渣落入管口内。

堵管：先用带孔小皮套，如呼吸正常，换无孔小皮套3~4天后拔管。

拔管：用75%酒精棉球清洁局部，盖以小方纱，以后随时注意局部清洁直至伤口愈合。

⑨鼻饲患儿，每日用小方纱做口腔护理2次。

（10）鼻饲患儿，每次鼻饲前检查鼻饲管位置是否正常，选用混合奶，如婴幼儿奶量为150 mL，每日5次，年长儿200~250 mL每日5次，鼻饲管48小时更换1次。

（11）气管内滴药配合：地塞米松2mg、异丙肾上腺素1mg，庆大霉素4万U，生理盐水50 mL。

4.使用电动人工呼吸机护理常规

（1）检查呼吸机：各个接头处必须严密，气管套管必须接气囊，每次打气1.5～2 mL，湿化瓶加20%～30%乙醇，掌握机器运转的正常节律。

（2）呼吸机输气管接气管套管的部位要合适，防止雾化积存的水分倒流入气管，增加呼吸困难。

（3）大吸痰前先关闭机器然后用自制气囊加压给氧。吸痰前1小时接上湿化瓶的加温电源，到35～37℃热度拔掉插销。

（4）更换体位或换尿布时，动作要轻、稳，轻按气管套管处，避免气管套管脱管或半脱管。

（5）保持呼吸道通畅，观察患儿有无烦躁、摇头、出汗、发憋等现象，如见上述情况应立即检查。

①机器运转有无异常。

②呼吸机接头与气管套管是否松动或黑色螺纹管有无折叠。

③氧气压力是否正常。

④套囊是否漏气。

⑤有无脱管或半脱管。

⑥黑色螺纹管内是否有水。

（6）气管套管脱管的处理

①疑有脱管立即报告医生.

②内管脱出或内管与人工呼吸机接头脱节，可接好内管或两者接头，此时如缺氧严重，应接好橡皮呼吸囊，做加压给氧。内外管同时脱出，立即剪断系带，将气囊空气放尽，取出内管，将同号的消毒管心放入外管内，立即插入气管切开口内，取出管心，放入内管接加压给氧橡皮呼吸囊，进行加压给氧，病情稳定后接电动人工呼吸机。

第十二章　急诊、急救护理

第一节　院前急救护理

一、简易呼吸器使用技术

1.目的

(1)保持呼吸道通畅，改善通气功能。

(2)对于呼吸骤停或呼吸功能严重障碍的患者可代替其自主呼吸。

(3)加压给氧，改善患者低氧血症。

2.评估　患者有无自主呼吸及呼吸形态，呼吸道是否通畅，有无活动性义齿，患者的意识、脉搏、血压情况。

3.用物准备　简易呼吸器、连接管、面罩、氧气装置、纱布、弯盘。

4.操作步骤

(1)着装整齐，佩戴胸牌。

(2)判断患者意识及呼吸，如无意识或无自主呼吸。

(3)呼救。

(4)患者仰卧，去枕，头后仰，清除口腔内可见异物及义齿。

(5)拉开床头使之离墙40～60cm，摆正头位，操作者站立在患者头顶位置。

(6)连接面罩、储气袋、氧气连接管，接氧气调节氧流量每分钟8～10L。

(7)将面罩充分罩住患者口鼻，一手固定面罩，采用“EC”手法。

(8)用另外一只手按压球体，将气体送入肺内，送气时间为1秒，规律地按压球体。

(9)挤压球体：成人每分钟10～12次、儿童每分钟14～20次、婴儿每分钟35～40次，成人每次可吸入400～600 mL的气体(一般患者VT 5mL/kg，一侧肺切除VT

200～300 mL）若双手挤压可提供800～1000 mL的潮气量。

（10）随时观察应用效果及患者的情况。

（11）安置患者取舒适体位，整理床单位，清理用物。

（12）脱手套，洗手，记录。

5.操作流程

着装整齐→评估→准备用物→操作前评估→清理口腔→畅通气道→连接面罩、呼吸囊及氧气→固定面罩→挤压气囊→观察患者情况→整理用物→洗手→记录。

6.注意事项

（1）选择合适的面罩，鸭嘴阀是否正常，氧气管连接是否结实，接通氧气后氧气袋充分鼓起。

（2）观察使用简易呼吸器后患者发绀缓解情况。

（3）使用完毕将简易呼吸器各配件依次拆开，置于2%戊二醛溶液中浸泡0.5～1小时，取出后使用清水冲洗所有配件，储气袋禁止浸泡，用75%乙醇消毒，特殊感染者用环氧己烷熏蒸，消毒后连接好备用。

二、环甲膜穿刺护理技术操作规范

1.目的　在呼吸复苏过程中进行紧急的气道开放，为进一步的救治工作赢得时间。

2.评估　患者的意识状态及呼吸形态。

3.用物准备　16号粗针头1～4个、T型管、氧气及氧气连接管、橡胶手套。

4.操作步骤

（1）着装整齐，佩戴胸牌，洗手，戴口罩。

（2）准备好用物。

（3）患者取仰卧位，肩下垫枕，头向后仰。

（4）消毒穿刺部位皮肤，戴手套。

（5）用示指触摸甲状软骨与环状软骨之间凹陷的穿刺部位，左手拇指及中指将两侧皮肤绷紧，右手将环甲膜穿刺针垂直刺入，有落空感提示已进入喉腔，如取出针芯有气体冲出，表明穿刺成功。病情危急时，可不做局部麻醉。

（6）固定针头后连接供氧装置，若气道内有分泌物及时吸出。

（7）安置患者取舒适体位。

（8）整理用物，洗手并记录。

5.操作流程　着装整齐→评估→准备用物→患者取仰卧位→技术操作→整理用物→洗手→记录。

6.注意事项

（1）穿刺时要正确定位，垂直进针，防止出血或皮下气肿。

（2）必须回抽有空气，确定针尖在喉腔内才能注射药物。

（3）做好气管切开或气管插管的准备。

三、绷带包扎护理技术操作规范

1.目的　利用最快捷的方法，采取最快的速度，对患者的伤口进行包扎、固定。

2.评估　患者病情、意识状态、受伤部位及伤口情况，根据需要采用合适的包扎材料及包扎方法。

3.用物准备　绷带、三角巾、无菌纱布、丁字带、干净毛巾等。

4.操作步骤

（1）衣帽整齐，佩戴胸牌，洗手，戴口罩。

（2）根据患者受伤情况备齐用物，根据需要采用合适的包扎材料及包扎方法。

（3）核对患者姓名，向患者解释操作目的及方法，取得患者的配合。

（4）协助患者取合适的体位。

（5）伤口要先用无菌纱布盖住。

（6）选择宽窄合适的绷带，右手持绷带，从远心端开始向近心端包扎，先用环形包扎法包扎2~3圈，再根据包扎部位选择合适的包扎方法，如螺旋形包扎法适用于上臂、躯干大腿；螺旋反折包扎法适用于前臂、小腿；八字形包扎法适用于踝关节、腕关节，最后再用环形包扎法包扎2~3圈。

（7）用别针或胶布固定。

（8）安置患者取舒适体位，向患者交代注意事项。

（9）整理用物。

（10）观察患者情况，转送患者。

5.操作流程　着装整齐→评估→准备用物→核对→解释→技术操作→告知注意事

项→整理用物→转运。

6.注意事项

（1）根据伤口的大小，以及所处的部位，选择合适的包扎材料及方法，操作轻巧快捷，松紧适宜，牢固可靠。

（2）包扎后要使肢体保持功能位。

（3）包扎要松紧适宜，要露出肢体的末端，随时观察血液循环情况，认真交接。

四、止血带止血法护理技术操作规范

1.目的　四肢大动脉出血时通过应用止血带而达到应急止血的目的。

2.评估　患者病情、意识情况、创伤的部位、伤口情况、出血的性质及量等。

3.用物准备　适合上、下肢使用的止血带各1条，大、小毛巾数块。

4.操作步骤

（1）衣帽整齐，佩戴胸牌，洗手，戴口罩。

（2）根据患者受伤情况备齐用物。

（3）核对患者，解释操作目的及方法，取得患者的配合。

（4）将患者安置合适体位。

（5）用大小合适的毛巾垫于出血肢体上1／3处，抬高患肢。

（6）选择粗细合适的止血带，在靠近伤口末端的地方，打止血带。

（7）方法：左手捏住止血带短端，以示指、中指置于止血带短头下，右手执止血带长端，将止血带拉直后，以长端压住短端绕2圈，左手两指夹住长端皮管，在缠绕的皮管下拉出，起到压迫作用。

（8）检查止血的效果及肢体远端的动脉搏动情况。

（9）记录使用日期、时间、部位，做好标记，便于观察。

（10）整理用物，安置患者于舒适体位。

（11）观察患者情况，转送患者。

5.操作流程　评估患者→准备工作→核对→解释→安置合适体位→技术操作→记录→整理用物→观察→转运患者。

6.注意事项

（1）打止血带要注意部位准确、松紧适宜、衬垫加好、标记明显。

（2）松紧度以达到远端动脉搏动消失、不出血为宜，不要过紧。

（3）止血带一次限于1小时左右，每隔30～60分钟松开1～2分钟。

第二节　院内急救护理

气管插管技术护理配合技术操作规范

1.目的　将气管导管经口腔或鼻腔插入气管内，借以保持呼吸道畅通，以利于清除呼吸道分泌物，保证有效地通气，为有效给氧、人工正压呼吸及气管内给药提供了条件。

2.评估　患者的意识、呼吸状态及牙齿情况。

3.用物准备　气管插管、咽喉镜、开口器、压舌板、宽胶布、导管芯、牙垫、气囊测压表或5 mL注射器、吸引装置、吸痰管、听诊器、简易呼吸器、氧气装置、橡胶手套。

4.操作步骤

（1）经口明视插管术：为最常用的方法。

①着装整齐，佩戴胸牌，洗手，戴口罩。

②准备用物，评估患者的意识、呼吸状态及牙齿情况。

③核对患者床号、姓名。

④戴手套，用吸痰管吸净患者口鼻分泌物，去除义齿。

⑤选择气管导管，安装好喉镜片，检查电池、灯泡及喉镜各部位。

⑥拉开床头使之离墙有40～60 cm，取下床头，用简易呼吸器辅助呼吸，高浓度给氧2～3分钟。

⑦患者取仰卧位，头向后仰，使口、咽和气管基本保持在一条轴线上，可在患者的肩部垫一枕头，使头尽量后仰以利于喉头的充分暴露；操作者站在患者的头顶部。

⑧昏迷或牙关紧闭者，可应用开口器。

⑨用右拇指与示指推开患者下唇及下颌，使嘴张开，左手持喉镜柄，顺右侧舌面插入，压住舌头，挑起，暴露声门。

⑩右手持气管插管，前端对准声门，轻柔地将导管插入气管，插过声门lcm左右，导管插入的同时，迅速抽出导管芯，再将导管端旋转插入2 cm左右，将牙垫置于导管

一边，移去咽喉镜同时用手固定好导管。

（2）经鼻腔明视插管术：操作步骤同经口明视插管术。

5.操作流程　着装整齐→评估→准备用物→核对患者→摆放体位→气管插管技术操作→妥善固定→做标记并测量外露长度→安置患者→整理用物→洗手、记录→拍胸部X线片。

6.注意事项

（1）应安置管的目的和患者的不同选择插管方法，若需较长时间置管可选经鼻腔插管，而手术麻醉一般选经口插管。

（2）对经鼻插管者，应先检查鼻腔是否有鼻中隔偏曲异常等，选择通气良好鼻孔。

（3）操作喉镜时，不应以切牙（门齿）为支持点，以防切牙脱落。

（4）对颈短、喉结过高、体胖而难以暴露声门者，可借助手按压喉结、肩部垫高以便清楚暴露声门。

（5）插管时，喉头声门应充分暴露，动作要轻柔、准确而迅速，以防损伤组织，尽量减少患者的缺氧时间以免发生心搏骤停或迷走反射亢进等并发症而产生不良后果。

（6）插管后应立即检查两肺呼吸音是否对称，以确保导管位置正确，防止过深或过浅。导管插入深度一般为鼻尖至耳垂外加4～5cm（小儿2～3cm），然后适当固定，以防止引起单侧通气或滑脱。

（7）经口插管留置时间一般不超过72小时，鼻插管不超过1周。

（8）拔除气管导管时，应注意发生喉头水肿的可能，采取必要的防范措施。

（9）拔管后应观察患者发音情况，必要时给予适当的对症处理。若发现由于杓状关节脱位而导致的发音困难，应及时给予复位。

（10）每4～8小时监测气囊压力，并气囊放气10～15分钟而后再次注气。进食前监测气囊压力，患者咳嗽时、气道痉挛时不要测压。

第三节　重症监护护理

一、呼吸机使用护理技术操作规范

1.目的

（1）保持呼吸道通畅，改善通气功能。

（2）提高肺通气量，改善肺换气功能。

2.评估　患者意识、呼吸情况、呼吸音及血气分析情况。

3.用物准备　呼吸机1台、模肺、管路1套、氧气、蒸馏水、听诊器、呼吸过滤器、呼吸机连接管。

4.操作步骤

（1）衣帽整洁，佩戴胸牌，洗手，戴口罩。

（2）备齐用物，放置合适。

（3）选择合适的呼吸机管路，正确连接。

（4）检查电源及接通电源线，连接压缩空气及氧气接头。

（5）检查呼吸机各项工作性能是否正常，各管道间的连接是否紧密、有无漏气，各附件是否齐全。

（6）接上模肺，检测呼吸机，确认呼吸机正常工作。

（7）根据患者的情况选择合适的呼吸模式，设置呼吸机参数。

（8）向湿化瓶内加蒸馏水至水位线，打开湿化器开关。如需设置湿化温度，将调节湿化温度在32～37℃。

（9）核对，解释。

（10）将呼吸机送气管道末端与患者面罩或气管导管紧密连接好。

（11）机械通气开始后，立即听诊双肺呼吸音。

（12）在使用呼吸机期间，可根据患者自主呼吸情况选择控制呼吸或辅助呼吸。监测血气分析及患者的生命体征变化，保证呼吸道通畅。

（13）安置患者取舒适体位，整理床单位，清理用物。

（14）洗手、记录。

（15）患者自主呼吸恢复，达到停机要求时，应及时撤除呼吸机。

（16）呼吸机的消毒：拆下呼吸机管道，在1000mg／L的含氯消毒液内浸泡0.5～1小时后拿出，清水冲净晾干待用，呼吸机机身用消毒液纱布擦拭干净。

5.操作流程　着装整齐→评估→准备用物→连接机器→技术操作→观察→安置患者→整理用物→洗手→记录。

6.注意事项

（1）经常添加湿化器内蒸馏水，使之保持在所需刻度处。

（2）始终保持集水瓶在低位，随时倾倒集水瓶内的水，避免水反流入机器或气管内。

（3）观察湿化器的温度应保持在32～37℃，避免温度过高烫伤患者呼吸道黏膜或温度过低使呼吸道黏膜干燥。

（4）每日冲洗呼吸机上过滤网。

（5）每周更换呼吸机管道。

（6）调节呼吸机机臂时，应将呼吸机管路取下调节好后再安装，以免在调节时将气管导管拉出。

（7）特殊感染患者应尽量使用一次性呼吸机管道。

（8）对感染患者使用的硅胶管道应浸泡在2 000mg／L含氯消毒液内1小时后拿出，清水冲净晾干待用，必要时可送供应室进行环氧乙烷消毒灭菌。

二、经口咽通气道气管内吸痰护理技术操作规范

1.目的　通过利用口咽通气道对一些未做气管插管和气管切开的患者进行气管内吸痰，保持患者呼吸道通畅及有效地通气。

2.评估　观察患者神志、呼吸状况、听诊（气管及两肺）是否有痰鸣音，判断痰液的多少和位置。

3.用物准备　中心负压装置、口咽通气道、吸痰盘：治疗碗1个，蒸馏水1瓶，一次性吸痰包数个、听诊器、污物桶、头皮针、吸氧管。

4.操作步骤

（1）衣帽整洁，佩戴胸牌，洗手，戴口罩。

（2）备齐用物携至患者床前，核对床号及姓名。

（3）向患者或家属做操作前的解释工作，取得合作，帮助患者选择适当的体位

（侧卧或平卧）。

（4）安装中心负压吸引装置，调节压力（成人40～50kPa，儿童＜40kPa）。检查吸痰装置，观察吸力，关闭开关。

（5）打开冲洗水瓶（生理盐水或无菌蒸馏水），将溶液倒入治疗碗内。

（6）根据患者的年龄选择大小合适的口咽通气道，将患者取平卧位，开放气道，肩部垫小枕，尽量使头后仰，放置口咽通气道。正确的放置方法是将口咽通气道像压舌板一样平行送入口腔，压住舌面向后送入，当前端置于舌根之后再将口咽管旋转90°卡住固定，再放置吸痰管；也可先将吸痰管放在口咽通气道内再一同放入口腔，观察患者的呼吸或嘱患者咳嗽（小儿可按压气管使其咳嗽）。

（7）在患者吸气或咳嗽时将吸痰管插入气管内，如患者剧烈咳嗽说明吸痰管进入气管，反之说明误入食管，可将管拔出后重新插入。上下移动吸痰管刺激患者咳嗽，尽量将痰液彻底吸净，每次吸痰时间不宜过长，必要时可不加负压，将吸痰管放在气管内，让患者休息片刻，再重复上述动作。

（8）吸痰完毕，将吸痰管放于黄色垃圾袋内弃掉，冲洗负压吸引管。如需再次吸痰应重新更换吸痰管。

（9）吸痰过程中观察患者的生命体征变化及口唇有无发绀，吸痰的同时要保证足够的氧气吸入（可将吸氧管前端接头皮针与吸痰管一同放在口咽通气道内）。

（10）清洁患者口腔，协助患者取舒适体位。

（11）整理用物，洗手，观察、记录患者情况、吸痰效果及痰液性状、质量等。

5.操作流程　着装整齐→评估→准备用物→操作→观察→整理用物→洗手→记录。

6.注意事项

（1）操作时动作应轻柔、准确、快速，每次吸痰时间不超过15秒。

（2）注意吸痰管插入是否顺利，如误入食管应将管拔出让患者休息后重新插入。

（3）在患者深吸气或咳嗽时将吸痰管插入气管内，深度不宜超过20cm。

（4）吸痰过程中避免损伤气管黏膜，引起出血。

（5）吸痰过程中应密切观察患者的病情变化，如发现心率、血压、呼吸、血氧饱和度有明显变化时，应立即停止操作，给予高浓度氧气吸入。

（6）整个吸痰过程要严格执行无菌操作。

三、中心静脉压监测护理技术操作规范

1.目的

（1）判断体内循环血容量、静脉回心血量、右心功能。

（2）指导补血、补液的用量和速度，指导利尿药的应用。

2.评估　观察患者神志、生命体征及有无躁动、咳嗽等

3.操作步骤

（1）开放式测压法

①用物准备：一次性输液管，有刻度的标尺、三通、输液架、胶布、记号笔。

②操作步骤：衣帽整洁，佩戴胸牌，洗手，戴口罩；备齐用物携至患者床前，核对床号及姓名；检查中心静脉置管是否通畅，患者取平卧位；连接，用一次性输液器与刻有“cmH_2O”的标尺一起固定在立式输液架上。标尺的零点应该与右心房处于同一水平（即腋中线与第4肋交点处）；调节三通开关，将连接管内充满液体，排净空气，一端与输液器相连，另一端接中心静脉导管；管内液面高度一般比估计的压力高2～4 cmH_2O，注意液体不能从管口上端溢出；关闭输液器开关，调节三通开关，使测压管与静脉导管相通，即可测压；当测压管内的液面下降至有轻微波动不再下降时，测压管内液体凹面所对的刻度数字，即中心静脉压；测压完毕，调节三通开关，关闭测压管，重新使静脉导管与输液管相通继续输液，保持静脉导管通畅；整理用物，洗手，记录中心静脉压数值。

（2）闭式测压法

①用物准备：一次性压力传感器、压力袋、袋装肝素水、三通及多功能监护仪1台。

②操作步骤：衣帽整洁、佩戴胸牌，洗手，戴口罩；备齐用物携至患者床前，核对床号及姓名；检查中心静脉导管是否通畅，患者取平卧位；将导管末端与测压装置相连，通过三通开关使导管尾端与输液装置和压力换能器、多功能监护仪相连；压力换能器应与右心房处于同一水平（腋中线与第四肋间交点），转动三通使换能器与中心静脉导管相通，每次测压前应调定零点，从而获得连续的中心静脉压波形及数值；中心静脉压正常值为5～12 cmH_2O，如果CVP＜2～5 cmH_2O，提示右心房充盈欠佳或血容量不足，CVP＞15～20 cmH_2O，提示右心功能不良或血容量超负荷；测量完毕，调节三通开关，关闭测压管，重新使静脉导管与输液管相通继续输液，保持静脉导管通

畅；协助患者取舒适体位；洗手、记录。

4.操作流程　着装整齐→评估→备齐用物→核对患者→连接测压装置→校对零点→观察→整理用物→洗手→记录。

5.注意事项

（1）严格无菌操作，确保连接牢固、可靠，防止管道脱开造成出血。

（2）穿刺部位每日用0.5%碘酊消毒，更换敷料1次；同时观察有无红、肿、分泌物，若有应立即拔出并做细菌培养。

（3）开放式测压法每日更换输液器1次。

（4）每次测压前均需调零点。

（5）每30～60分钟测1次，并根据病情随时测定，同时做好记录。

（6）若患者有躁动、咳嗽、呕吐、抽搐或用力时均影响CVP水平，应在安静10～15分钟后再测。

（7）每天用肝素生理盐水冲洗导管1次，抽血后也应冲洗，预防发生血栓，操作过程中注意预防空气栓塞。

（8）测压通路不能输入特殊药物和高浓度的钾，以免测压时药物输入中断或输入过快引起病情变化。

四、有创动脉血压监测护理技术操作规范

1.目的　进行连续、直接、动态的血压监测，及时、准确反映患者血压变化。

2.评估　观察患者神志、生命体征及有无躁动。

3.用物准备　一次性压力传感器、延长管、压力袋、袋装肝素水、三通、皮肤消毒物品、穿刺针及多功能监护仪1台。

4.操作步骤

（1）衣帽整洁，佩戴胸牌，洗手，戴口罩。

（2）备齐用物携至患者床前，核对床号及姓名。

（3）向患者或家属说明穿刺目的，取得合作。

（4）患者平卧位，待穿刺的前臂伸直，掌心向上并固定，腕部垫一小枕手背屈曲60°。

（5）摸清桡动脉搏动，前臂与手部常规备皮，范围约20cm×10cm，应以桡动脉穿刺处为中心。术者戴无菌手套，铺无菌巾，在桡动脉搏动最清楚的远端用2%利多

卡因做浸润局部麻醉至桡动脉两侧，以免穿刺时引起桡动脉痉挛。

(6)在腕褶痕上方1 cm处摸清桡动脉后，用粗针头穿透皮肤做一引针孔。

(7)用带有注射器的套管针从引针孔进针，套管针与皮肤呈30°，与桡动脉走行相平行进针，当针头穿过桡动脉壁时突破坚韧组织的落空感，并有血液呈搏动状涌出，证明穿刺成功。此时即将套管针放低，与皮肤呈10°，再将其向前推进2 mm，使外套管的圆锥口全部进入血管腔内，用手固定针芯，将外套管送入桡动脉内并推至所需深度，拔出针芯，妥善固定。

(8)将外套管连接测压装置，将压力传感器置于无菌治疗巾中防止污染。

(9)压力袋内放入袋装1000 mL生理盐水+肝素20 mg。

(10)将压力袋与传感器连接好，压力袋内充分加压至绿区，并与动脉紧密相连。

(11)压力传感线另一端与监护仪压力模块相连，调节监护仪压力通道。

(12)调节压力传感器使之与大气相通，校对零点，再次调节传感器，监护仪上显示连续动脉压及压力波形。

(13)安置患者舒适体位，整理用物。

(14)洗手，记录并随时观察动脉血压的变化。

5.操作流程　着装整齐→评估→准备用物→核对患者→解释→取平卧位→技术操作→整理用物→洗手→记录。

6.注意事项

(1)注意压力及各波形变化，及时准确地记录生命体征。

(2)校对零点，换能器的高度应与心脏在同一水平。

(3)每次经测压管抽取动脉血后，均应立即用肝素盐水进行快速冲洗，以防凝血。管道内如有血块堵塞时应及时予以抽出，切勿将血块推入，以防发生动脉栓塞。

(4)保持测压管道通畅，妥善固定套管、延长管及测压柱体，防止导管受压、扭曲或脱落。

(5)应经常检查并保持压力袋的压力在正常范围内。

(6)严格执行无菌技术操作，穿刺部位每24小时用碘水消毒及更换敷料1次。

(7)置管时间一般不应超过7天，一旦发现感染迹象应立即拔除导管。

五、经膀胱腹腔内压监测护理技术操作规范

1.目的　通过对膀胱压的监测，及时发现腹腔内高压，给予治疗、护理，监测，预防腹腔间室综合征的发生，降低患者病死率。

2.评估　观察患者意识状态及生命体征情况。

3.用物准备　一次性压力传感器、压力袋、50 mL注射器、500 mL袋装盐水、一次性引流袋、三通2个、多功能监护仪1台、导尿包内含Foley导尿管、无菌剪刀。

4.操作步骤

(1)衣帽整齐，佩戴胸牌，洗手，戴口罩。

(2)备齐用物，放置妥当。

(3)核对患者姓名、床号，做好解释工作.取得患者或家属的配合。

(4)经尿道插入Foley导尿管，测压前保证尿液引流通畅。

(5)将一次性引流袋的前端与导尿管相连，中间用无菌剪刀剪断，并排连接2个三通，末端再连接引流袋，分别在三通上放置50ml注射器和盐水压力套装，将压力传感器的前端与监护仪的压力模块相连接。

(6)将患者取平卧位，将压力转换器放在耻骨联合水平处，将转换器通大气压，转换器调零点即可。

(7)将膀胱排空后，经导尿管注入生理盐水50 mL，关闭注射器连接阀，打开与压力传感器相通的连接阀，监护仪上UBP显示的数值即为腹内压。

(8)测压完毕，调节三通开关，关闭测压管，重新使尿管与引流袋相连接，引出尿液。

(9)整理用物，洗手，记录。

5.操作流程　着装整齐→评估→备齐用物→核对→解释→操作→整理用物→洗手→记录。

6.注意事项

(1)患者取平卧位，去除棉被压迫，烦躁患者给予适当镇静药物。

(2)整个过程中注意无菌操作。

(3)向膀胱内注入生理盐水50 mL，因50 mL的灌注量膀胱压与腹内压大致相等，注入速度宜缓慢，生理盐水温度以37～40℃为宜，防止温度低引起膀胱痉挛。

(4)压力传感器的位置应固定在耻骨联合水平，高于耻骨联合水平可使测量值偏

小；低于耻骨联合水平可使测量值偏高。

（5）应用机械通气及PEEP的患者，测压读数时在病情允许的情况下脱离呼吸机片刻或暂停使用PEEP，因病情无法脱呼吸机患者应减去呼气终末正压（PEEP）值等于UBP值，以排除正压通气对腹内压的影响。

（6）专人动态测量，每日至少测量2次，以减少人为误差。

六、漂浮导管插入术护理配合技术操作规范

1.目的　对急性心肌梗死或其他危重患者的中心静脉压、肺小动脉嵌入压、每分每搏输出量、心排血量等血流动力学指标进行监测，以观察、判断病情和指导治疗，观察疗效。

2.评估　观察患者意识状态及生命体征情况。

3.用物准备　基础治疗盘1套、压力连接管、三通、输液器、无菌手套、一次性注射器10支、18号穿刺针1支、多功能监护仪、除颤器、压力传感器及其测压管1套、漂浮导管1套、敷料包1个、器械包1个等抢救器材、治疗卡，2%利多卡因10mL、1：1000肝素水1000 mL、生理盐水1000 mL及急救药品。

4.操作步骤

（1）衣帽整齐，佩戴胸牌，洗手，戴口罩。

（2）准备用物。

（3）核对患者，向患者或家属解释告知取得合作。

（4）签署漂浮导管插入术知情同意书。

（5）遵医嘱给患者进行心电监护、建立静脉通道、鼻导管吸氧、床旁准备必要的抢救器材。配合术者消毒皮肤、铺无菌巾。

（6）用肝素盐水冲洗穿刺器械、连接管及导管。

（7）将漂浮导管置入经颈内、锁骨下或静脉穿刺置入的鞘管内，在压力监测下推送导管，确定位置正确后将导管固定在鞘管上，用透明胶布包扎。

（8）配合术者监测：①协助测量肺动脉压及中心静脉压，将测压系统连接于所需测压的管腔上，打开压力传感器的三通开关通大气，校对零点后测压。②协助测肺毛细血管嵌入压时，先将气囊注入1.5mL气体后，再按上述步骤进行导管测压。③协助测心排血量，需2人同时进行，即一人操作机器，一人快速推注0～5℃的冰盐水5mL，以液体与

血液的温度差来测定心排血量（正常值为右房压0～8mmHg；右室压20～25/0～8mmHg；肺动脉压20～25/8～14mmHg；肺毛细血管嵌压6～12mmHg）。

（9）术毕，整理用物，按规定将用过的材料分类放入垃圾袋内，洗手。

（10）记录过程。

5.操作流程　着装整齐→评估→准备用物→核对患者→解释→签知情同意书→操作→整理用物→洗手→记录。

6.注意事项

（1）严格无菌操作，严密监测心电、血压变化。

（2）注意保持导管通畅，防止血栓形成，持续用肝素生理盐水冲洗，滴速每分钟5～10滴，每隔1～2小时用1：1000肝素生理盐水冲洗导管1次，每次2～3 mL，当冲管时遇有阻力，切忌用力推注液体，以防栓子脱落造成栓塞。

（3）嘱患者插管肢体保持伸直位，不能过度弯曲，以防管道脱落移位。

（4）测量肺毛细血管嵌压后应及时放出气体，以免因气囊充盈将肺小动脉嵌入时间过长，而引起局部组织损伤。

（5）导管保留期间，应每日消毒并更换穿刺部位敷料。

七、气压治疗仪使用护理技术操作规范

1.目的　预防或减少患者下肢静脉血栓的形成。

2.评估　观察患者病情、生命体征及有无禁忌。

3.用物准备　治疗车、气压治疗仪1台、插排1个。

4.操作步骤

（1）衣帽整齐，佩戴胸牌，洗手，戴口罩。

（2）备齐用物，推至患者床旁。

（3）核对患者，向患者或家属解释取得合作。

（4）协助患者取平卧位。

（5）连接电源。

（6）把适配器与机器插口相连接：①“+”部分向上，紧紧插入；②如使用一侧护套，用空气插头堵塞另一边。

（7）暴露双下肢。

（8）套上护套：①注意护套内不要进入毛发，衣角及其他异物；②同时使用脚底刺激板，效果更佳；③套好护套后拉拉链，拉链应拉到头。

（9）将适配器上的插头与护套上的插孔按顺序相连接。

（10）检查插孔是否连接正确，有无松脱漏气情况。

（11）设定参数，每次治疗时间15～20分钟，压力范围0.1～0.2kgf/cm2。

（12）整理用物，安置患者于舒适卧位。

（13）洗手，记录。

5.操作流程　着装整齐→评估→备齐用物→核对患者→解释→连接仪器→套上护套→调节参数→机器治疗→整理用物→安置患者→洗手→记录。

6.注意事项

（1）脚部患有急性炎症或化脓性炎症的患者禁用；下肢静脉切开或静脉输液者禁用。

（2）使用过程中感觉异常或感觉痛苦时，暂停使用，每次使用应在30分钟以内。

（3）机器运行时，防止管道扭曲受压。

八、振动排痰机使用护理技术操作规范

1.目的　应用不同的叩击头叩打胸背部，借助振动，使分泌物松脱而有利于排出体外。

2.评估　观察患者病情、生命体征及有无禁忌证。

3.用物准备　振动排痰机1台、一次性鞋套、治疗单。

4.操作步骤

（1）衣帽整齐，佩戴胸牌，洗手，戴口罩。

（2）备齐用物，推至患者床旁。

（3）核对患者，向患者或家属解释取得合作。

（4）治疗前，先了解患者的病情、体征、X线胸片情况，以判断治疗的频率及重点治疗部位。

（5）将连接好的叩击头放在主机边的支架上，叩击头外套一次性鞋套，通电（主机指示灯亮）。

（6）帮助患者取侧卧位。

（7）旋转开关控制按钮，调节至所要求的CPS速度设定处。建议初始频率设定为20 CPS（儿童15 CPS）。

（8）旋转定时控制按钮，设定治疗时间5～20分钟。

（9）治疗时选择适当的叩击头，接上叩击接合器，直接将叩击头作用于胸廓，一手轻轻握住叩击头手柄，另一手引导叩击头，轻加压力（1 kg左右），以便感觉患者的反应。

（10）治疗时平稳握住叩击头，由下而上，由外向内叩击，每个部位叩击30秒左右，然后移到下一部位，直至整个胸廓。

（11）在肺下叶及重点感染部位，可适当延长叩击时间，同时加大一些压力，可增加频率，促进痰液排出。

（12）治疗时，向左旋转CPS旋钮至暂停位置即可暂停治疗。

（13）向右旋转CPS旋钮，调节至所要求的CPS设定值时即可继续治疗。电机再次启动，计时器将继续累加治疗时间。

（14）治疗结束时，时间退到00：00，仪器自动停止振动，继而自动断电。

（15）治疗后，要观察患者情况及痰量、性质、颜色的变化。

（16）合理安置患者于舒适体位。

（17）整理用物，将用过的叩击头外套按分类放入垃圾袋内。

（18）洗手，记录。

5.操作流程　着装整齐→评估→备齐用物→核对患者→解释→技术操作→治疗后观察→整理用物→安置患者→洗手→记录。

6.注意事项

（1）基本治疗频率为15～35 CPS。

（2）为避免交叉感染，叩击头外罩应用一次性鞋套，一人一换。

（3）每日治疗2～4次，在餐前1～2小时或餐后2小时进行治疗，治疗前进行20分钟雾化治疗，治疗后5～10分钟吸痰。

（4）对于无自主咳痰能力及昏迷的患者，操作中随时观察患者的反应，随时吸痰。

九、亚低温治疗仪使用护理技术操作规范

1.目的　降低体温，降低基础代谢率，降低脑耗氧量。

2.评估　观察患者的意识、生命体征及有无禁忌证。

3.用物准备　亚低温治疗仪1台、蒸馏水、乙醇500 mL、电源。

4.操作步骤

（1）着装整洁，佩戴胸牌，洗手，戴口罩。

（2）备齐用物，至患者床旁，认真核对床号、姓名。

（3）向患者及家属详细讲解使用冰毯的目的，取得配合。

（4）使用前向机器内的水箱加乙醇500 mL，缓慢加蒸馏水至水位线处。

（5）将毯面平铺于患者背下（大单下面），铺设时避免毯面出现折叠或皱褶。用连接管将主机与毯面连接好，连接体温传感器，避免连接管扭曲。

（6）接通机器电源，将体温传感器头置于腋窝内。

（7）评估患者体温情况，根据患者具体体温情况设定机器水温及所要达到体温的上下限，按体温开关及水温开关“ON / OFF”，液晶屏上显示“开”，机器正常运转。

（8）在使用过程中，若想停止治疗，可再次按体温开关及水温开关“ON / OFF”，液晶屏上对应的“开”消失，相应设置停止工作。

（9）洗手，做好记录，内容包括：冰毯开启时间、工作状态、体温变化、皮肤的情况等。

（10）患者体温降至需要范围时，先将腋窝传感器撤离，再关掉电源，撤去冰毯，清洁消毒备用。

5.操作流程　着装整齐→评估→备齐用物→核对患者→解释→向机器内注水→连接→设置体温及水上下限→机器正常运转→洗手→记录。

6.注意事项

（1）严重心肺疾患、失血性休克、精神病，妊娠期妇女、3岁以下儿童或70岁以上老年人禁止使用。

（2）携带心脏起搏器、外科置入物患者禁止使用。

（3）护士要经常观察治疗仪的工作情况，如出现报警或异常情况，应立即停止治疗撤下冰毯。

（4）放置冰毯期间，加强基础护理，防止冻伤，严格交接班。

第四节 心搏骤停的急救护理

一、心肺复苏基础生命支持术护理常规

1.护理评估

（1）迅速判断患者意识，呼叫患者姓名，轻拍患者肩部，观察有无反应，判断意识是否丧失，判断时间不超过10秒。确认患者意识丧失，立即呼救，寻求他人帮助。

（2）判断呼吸，看：患者胸部有无起伏；感觉：面部贴近患者的口鼻，感觉有无气体呼出；听：耳听患者呼吸道内有无气流逸出的声音，判断有无呼吸，判断时间不超过10秒。无反应表示呼吸停止，应立即给予人工呼吸。

（3）判断患者颈动脉搏动；术者用示指和中指指尖触及患者气管正中（相当于喉结部位），旁开两指，至胸锁乳头肌前缘凹陷处，判断时间不超过10秒。如无颈动脉搏动，应立即行胸外心脏按压。

2.护理措施

（1）一旦确诊心搏骤停，立即向周围人员呼救并紧急呼叫值班医师，积极就地抢救，立即进行徒手心肺复苏术（CPR）。

（2）紧急实施徒手心肺复苏术，建立呼吸通道。

①将患者置于硬板床或背部坚实的平面（木板、地板、水泥地等），急救者一手放在患者前额，使头部后仰，另一手的示指与中指置于下颌骨外向上抬颏。若呼吸道内有分泌物，应当及时清理呼吸道，取下活动义齿，再开放气道。

②抢救者深吸气后，用口唇把患者的口全罩后呈密封状，缓慢吹气2次，确保胸廓隆起。送气时，用一手拇指与示指捏住患者鼻子防漏气；呼气时，两手指松开。通气频率为10～12次/分，每次吹气量为700～1000 mL。

③应用简易呼吸器法：将简易呼吸器连接氧气，氧流量8～10L/min，一手以“EC”手法固定面罩，另一手挤压简易呼吸器，每次送气400～600 mL，频率10～12次/分。送气同时观察人工呼吸的有效指征，即见患者胸廓起伏。

④胸外心脏按压：抢救者跪于患者的右侧，快速确定按压部位为胸骨中下1/3处。按压手法：以一手掌根部放于按压的准确部位，另一手平行叠于此手背上，手指并拢，手掌根部密切接触按压部位，双臂位于患者正上方，双肘关节伸直，利用上身

重量垂直下压。按压幅度：使患者胸骨下陷，成人为4～5cm、婴幼儿为2～3cm.

⑤人工呼吸：人工呼吸采用口对口。按压频率：100次/分，胸外按压与人工呼吸比例为30：2。操作5个循环后再次判断颈动脉搏动及自主呼吸10秒，如已恢复，进行进一步生命支持；如自主呼吸未恢复，继续上述操作5个循环再次判断，直至高级生命支持人员及仪器设备的到达。

⑥心肺复苏的过程中密切观察有效指征：①能摸到大动脉搏动，收缩压60mmHg以上；②发绀减退，面色、口唇、甲床及皮肤等色泽由灰转红；③散大的瞳孔缩小；④呼吸改善或出现自主呼吸；⑤昏迷变浅或出现反射或挣扎；⑥可以排尿；⑦心电图波形改善。

以上只要出现前2项指标，说明有效，应继续行CPR。胸外心脏按压的同时，可用面罩加压给氧，必要时立即行气管内插管或人工呼吸机辅助呼吸。

（3）迅速建立有效的静脉给药通道，遵医嘱及时准确给予各种抢救药物，纠正电解质和酸碱平衡失调，并密切观察药物的效果。

（4）进行心电监护，如出现室颤，经药物治疗无效，应尽快进行电除颤术。取仰卧位，双腿伸直，解开上衣，放松裤带。

【健康指导】

1.安抚患者，保持患者情绪稳定，使患者配合治疗。

2.与家属沟通，获得理解和支持。

二、心肺复苏高级和延续生命支持术护理常规

1.护理评估

（1）严密监测生命体征、意识状态等变化。

（2）评估患者的皮肤是否完好。

（3）准确评估尿量，尤其是每小时的尿量。

（4）评估患者的心理反应，有无恐惧、害怕等。

2.护理措施

（1）进行连续心电监护，每15～30分钟监测1次生命体征，严密观察意识、瞳孔等变化，出现异常立即通知医师处理。

（2）持续吸氧，密切观察呼吸频率、节律的变化，行气管插管术和使用呼吸机者，

严密监测呼吸频率、深度、皮肤色泽、血气分析、血氧饱和度等。

（3）保持呼吸道通畅。气管插管者定时湿化气道，及时抽吸气道及口腔内分泌物，防止呼吸道阻塞。吸引过程中严格无菌操作，气管切开者按气管切开护理常规护理。

（4）高热者按高热护理常规。

（5）保护脑组织，及早使用冰帽。遵医嘱给予脱水剂、激素、促进脑细胞代谢药物，从而减轻脑缺氧，降低颅内压，防止脑水肿。

（6）记录24小时出入水量，注意每小时尿量变化。

（7）做好各项基础护理，预防压疮、肺部感染等并发症，做好各项记录。

（8）备好各种抢救用品，做好心搏骤停发作的抢救。

3.健康指导

（1）安抚和鼓励患者，使其树立战胜疾病的信心。

（2）与家属沟通，取得家属理解与配合。

第五节　急性左心衰护理

1.护理评估

（1）评估患者的神志、血压，了解脑灌注、脑组织氧合情况。

（2）观察患者的呼吸改变，有无端坐呼吸和咳粉红色泡沫痰，预防肺水肿发生。

2.护理措施

（1）协助患者取半坐卧位或端坐位，限制体力活动，绝对卧床休息。

（2）高流量面罩吸氧，流量为5～6L/min、浓度为40%～60%，用50%酒精作湿化吸氧。必要时，间歇或连续面罩下加压给氧或正压呼吸。

（3）立即建立静脉输液通路，遵医嘱予以药物对症治疗。

（4）持续进行心电监护，了解患者心率和心律变化，及时发现潜在的致命性心律失常。

（5）加强口腔皮肤护理，维持皮肤黏膜的完整性。

（6）准确记录24小时出入水量，根据电解质平衡情况遵医嘱调整输液种类及总量。

（7）做好患者安全护理，防止坠床。

（8）供给低脂、低盐、低热量、富含维生素及易消化的饮食。

3.健康指导

（1）保持乐观、开朗，避免心理压力。

（2）鼓励患者锻炼身体，增强抵抗力。

（3）注意防寒保暖，防止过度疲劳。

（4）早期预防和控制基础疾病。

第六节　过敏性休克护理

1.护理评估

（1）仔细评估患者的生命体征、神志、尿量。

（2）评估患者精神状况，皮肤的色泽、温度和湿度，了解微循环灌注情况。

（3）观察有无支气管痉挛、脑水肿、肺水肿等。

2.护理措施

（1）一旦确认患者发生过敏性休克，立即停用或消除引起过敏反应的物质。

（2）就地抢救，将患者平卧。

（3）立即皮下或肌内注射0.1%肾上腺素0.5～1mg，小儿酌减。症状不缓解，遵医嘱隔20～30分钟再皮下或静脉注射0.5mg。

（4）建立静脉输液通道。保暖，防止寒冷加重循环衰竭。

（5）吸氧，改善缺氧状况。呼吸抑制时，遵医嘱注射尼可沙米、洛贝林，如呼吸停止，行人工呼吸，喉头水肿或明显呼吸困难者可行气管切开。

（6）遵医嘱予以地塞米松5～10mg静脉注射或氢化可的松100～200mg加入500 mL葡萄糖溶液中静脉滴注；抗组胺类药物如异丙嗪、苯海拉明；血管活性药物，如多巴胺、间羟胺等。

（7）心搏骤停者，应立即给予心肺复苏术。

（8）评估患者生命体征、尿量，并记录。

3.健康指导

（1）避免接触过敏原。

（2）给予心理疏导，减轻紧张压力。

第七节　急性中毒抢救护理

1.护理评估

（1）及时了解中毒物的种类、名称，剂量、途径和接触时间。

（2）评估患者生命体征的变化，注意皮肤黏膜颜色、温度、湿度及有无腐蚀征象。

（3）观察呼吸的频率、深浅，评估呼出的气体是否有特殊异味。

（4）观察患者意识状态及神经反射，评估有无神经系统改变。

（5）观察患者洗胃、用药后的生命体征变化，监测尿量，了解肾功能。

2.护理措施

（1）立即停止接触毒物。

（2）迅速清除体内尚未被吸收的毒物。

①毒物由呼吸道吸入者，立即脱离中毒现场，移至通风良好的环境中，给予氧气吸入、休息、保暖。

②毒物经皮肤和黏膜吸收者，立即去除污染衣服，用清水彻底清洗体表皮肤、头发及指缝。

③毒物由消化道吸收者，立即进行催吐、洗胃、导泻。但对服强酸、强碱等腐蚀性毒物者禁止洗胃，可用蛋清、牛奶等沉淀物保护胃黏膜。

（3）保持呼吸道通畅，维持有效的呼吸功能。一氧化碳中毒时，给予大流量氧气吸入或高压氧治疗，加速一氧化碳的排除。

（4）建立静脉通道，予以对症补液以促进已吸收毒物的排除。

（5）鼓励患者大量饮水，同时遵医嘱应用利尿剂，加速毒物清除。

（6）做好心电监护及抢救配合，如神志不清或惊厥者，设专人护理。

（7）观察生命体征及神志、意识、瞳孔、循环等变化，准确观察出入水量，并做好记录。如出现昏迷，肺、脑水肿及呼吸、循环、肾衰竭时，积极配合医师抢救。

（8）及时留取大小便、呕吐物、分泌物送检，正确采集血标本进行毒物分析检测。

（9）重度中毒需做透析治疗时，应做好透析前准备工作。

3.健康指导

（1）做好患者思想工作，解除顾虑。

（2）告知患者恢复期注意事项。

（3）向患者宣教预防中毒及自救防护知识。

第八节　急性食物中毒抢救护理

1.护理评估

（1）了解食物中毒时间、中毒食物的性质和量。

（2）观察患者腹痛、腹泻、呕吐等情况。

（3）观察病情及生命体征的变化，详细记录呕吐次数、性质和量。呕吐频繁者防脱水，同时注意腹痛的性质和部位。

（4）观察水电解质平衡状况，观察有无并发症。

2.护理措施

（1）对食物仍在胃肠道尚未吸收者，予以大量饮水，催吐、洗胃、导泻。

（2）快速建立静脉通道，促进已吸收毒物的排泄，遵医嘱予以利尿对症补液治疗。

（3）遵医嘱及时采集标本送检，防止发生电解质紊乱。

（4）加强饮食管理。病情轻者，给予清淡流质饮食，鼓励口服补液；呕吐剧烈者，应暂时禁食。

（5）重症患者给予吸氧并绝对卧床休息，按急诊抢救患者护理常规。

3.健康指导

（1）嘱患者注意饮食卫生。

（2）勿食腐败变质食物。

第九节　急性有机磷农药中毒抢救护理

1.护理评估

（1）了解患者发生中毒的时间、经过、毒物吸收的途径、种类。

（2）观察患者中毒后的生命体征、瞳孔及流涎等症状。

（3）评估患者用药后的皮肤湿度、心率、瞳孔大小等变化，观察有无阿托品中毒。

（4）观察有无休克、呼吸衰竭、脑水肿、肺水肿等并发症。

（5）评估患者的心理社会状况，有无焦虑、抑郁等。

2.护理措施

（1）迅速排除毒物。立即撤离有毒环境，脱去染毒衣服，用肥皂水或1％～5％的碳酸氢钠溶液冲洗皮肤、黏膜和头发。

（2）对口服中毒者，及时反复彻底有效洗胃，尽早排除未吸收的毒物。用清水、2％的碳酸氢钠溶液或1：5000高锰酸钾溶液洗胃（美曲膦酯中毒时不能用碳酸氢钠溶液洗胃；对硫磷等中毒时，禁用高锰酸钾溶液洗胃），直至清洗至无药味为止。

（3）迅速建立静脉通道，遵医嘱使用解毒剂。

（4）保持呼吸道通畅，及时有效吸痰。呼吸微弱或停止者，予以吸氧或人工呼吸，必要时行气管插管。

（5）持续进行心电监测，详细记录病情变化。发现异常即刻通知医师予以对症处理。

（6）保持床单干燥、平整，防止压疮及继发感染。昏迷患者注意保暖。

（7）口服有机磷农药未经洗胃催吐者，一般禁食1日，然后给予流质、半流质直至普食。

（8）做好患者口腔护理。

3.健康指导

（1）给予适当的心理疏导。

（2）对自杀的家属，提供情感支持。

（3）宣传预防有机磷农药中毒的有关知识。

第十节　呼吸衰竭护理

1.严密观察病情变化，注意神志、呼吸、心率、血压的变化。按常规进行心电监测。

2.持续低流量吸氧，吸氧浓度I～2L／min，可减轻对呼吸的抑制，有效地改善缺氧状况。

3.保持呼吸道通畅：使头偏向一侧，协助患者翻身拍背，促进痰液排出，并备好吸痰器。

4.慎用镇静剂，如病情需要则应密切观察呼吸的深度、频率、节律、次数，发现异常及时报告。

5.人工呼吸机的使用。

6.做好重病护理记录。

7.心理护理与健康教育：注意与患者及其家属的沟通，及时解释和说明病情，缓解患者及其家属的紧张和焦虑情绪，使其以愉快的心态配合治疗和护理。向患者及其家属讲解疾病的相关知识、治疗护理要点及相关注意事项等。

第十一节　急性心肌梗死护理

1.绝对卧床休息，保持安静，立即高流量吸氧。

2.测血压、脉搏，建立静脉通道，并做好重症护理记录。

3.做心电图检查，按常规进行心电监护。

4.止痛：遵医嘱给予杜冷丁，并做好必要的生化检查。

5.密切观察患者的心律变化，如发现室性期前收缩、窦性心动过缓、房室传导阻滞等心律失常，立即通知医生，并备好胺碘酮、阿托品等药物。

6.保持大便通畅，必要时服止泻药。

7.心理护理与健康教育：注意与患者及其家属的沟通，及时解释和说明病情，缓解患者及其家属的紧张和焦虑情绪，使其以愉快的心态配合治疗和护理。向患者及其家属讲解疾病相关知识、治疗护理要点及相关注意事项等。

第十二节　脑出血护理

1.保持呼吸道通畅：使患者头偏向一侧，及时吸引呼吸道分泌物及呕吐物，困难者给予氧气吸入，必要时行气管切开。

2.密切观察并记录患者的神志、瞳孔、体温、脉搏、呼吸、血压的变化，以及排泄物、呕吐物的颜色，次数及量，及时发现颅高压、脑水肿并及时与医生联系。

3.注意皮肤的清洁，定时翻身、按摩，防止压疮发生。

4.加强口腔护理，预防口腔并发症。

5.昏迷患者应行鼻饲，以维持机体所需要的热量与营养，增加抵抗力。

第十三节　镇静安眠药中毒的护理

1.洗胃：根据病情给予口服洗胃或插胃管洗胃。

2.病情观察：定时测量生命体征，观察意识状态、瞳孔大小、对光反射、角膜反射，若瞳孔散大、血压下降、呼吸变浅或不规则，应及时报告医生，及时处理。

3.保持呼吸道通畅，头偏向一侧，吸净呼吸道分泌物。必要时行气管插管或气管切开。

4.氧气吸入。

5.心理护理，不宜让患者单独留在病房，防止再度自杀。

6.心理护理与健康教育：注意与患者及其家属的沟通，及时解释和说明病情，缓解患者及其家属的紧张和焦虑情绪，使其以愉快的心态配合治疗和护理。向患者及其家属讲解疾病的相关知识、治疗护理要点及相关注意事项等。

第十四节　危重患者护理

1.根据患者病情取相应的体位。

2.头偏向一侧，保持呼吸道通畅。给予氧气吸入。

3.建立留置针静脉通道（1～2条），并保持输液通畅。

4.立即通知相关专业的医生进行诊疗。

5.严格遵守“三查七对”制度，准确执行各项医嘱。

6.常规导尿，并保持尿管通畅。

7.加强巡视，密切观察生命体征及病情变化，发现异常，及时报告，及时处理。

8.建立危重患者护理记录单，及时、准确、规范地做好各项护理记录。

9.加强基础护理，预防并发症的发生。

10.心理护理与健康教育：注意与患者及其家属的沟通，及时解释和说明病情，缓解患者及其家属的紧张和焦虑情绪，使其以愉快的心态配合治疗和护理。向患者及其家属讲解疾病的相关知识、治疗护理要点及相关注意事项等。

第十三章　肿瘤科患者的护理

第一节　原发性支气管肺癌患者的护理

【概述】

原发性支气管肺癌（primary bronchogenic carcinoma），简称肺癌（lung cancer）。起源于支气管黏膜或腺体，是目前为止世界各地最常见的肺部原发性恶性肿瘤。常有区域性淋巴结转移和血行播散。该病早期以刺激性咳嗽、痰中带血等呼吸道症状多见，病情进展速度与细胞的生物学特性有关。发病年龄在50岁后迅速上升、70岁达高峰、70岁以后略有下降。近20年来，我国的肺癌发病率以每年11%的速度递增、死亡率在全世界的比例占到18.5%（2018年统计）。在癌症死亡病因中占第3位。尽管目前肺癌的早期诊断和综合治疗有了较大进展，但其5年生存率仍低于15%。

【临床表现】

临床表现与肿瘤发生部位、大小、类型、发展的阶段、有无并发症或转移有密切关系。有5%～15%的患者在发现肺癌时无症状。主要症状包括以下几方面。

1.由原发肿瘤引起的症状

（1）咳嗽为早期最常见的症状，可为刺激性干咳或少量黏液痰，多见于中央型，肿瘤在气管内。当肿瘤增大引起支气管狭窄时，咳嗽加重，多为持续性，且呈高音调金属音。若继发感染，痰量增多，呈黏液脓性。

（2）咯血以中央型肺癌多见，多为痰中带血或间断血痰。许多患者对此未引起重视而延误诊断。如癌组织侵蚀大血管，可引起大咯血。部分患者以咯血为首发症状。

（3）呼吸困难，肿瘤引起支气管狭窄或阻塞，特别是中央型肺癌；或肿瘤转移到肺门淋巴结，肿大的淋巴结压迫主支气管或隆突；或转移至胸膜，产生大量胸腔积液；或转移至心包，发生心包积液；或有肺部广泛受累等，均可影响。向肺功能，引起胸闷、呼吸困难。

（4）喘鸣，肿瘤引起支气管部分阻塞，约2%患者出现局限性喘鸣。

（5）体重下降，肿瘤发展到晚期，由于肿瘤毒素和消耗的原因，加之感染、疼痛等所致的食欲减退，患者可表现消瘦或呈恶病质。

（6）发热，肿瘤坏死可引起发热，多为低热，但多数发热是由于肿瘤引起的继发性感染所致，抗生素药物治疗效果不佳。

2.肿瘤局部扩展引起的症状

（1）胸痛，肿瘤侵犯胸膜或纵隔时，产生不规则的胸部钝痛或隐痛，于呼吸、咳嗽时加重。肋骨、胸壁、胸椎受累时，则有压痛点，固定部位呈持续性疼痛，并逐渐加重。与呼吸、咳嗽无关。

（2）呼吸困难，肿瘤压迫大气道，可出现吸气性呼吸困难。

（3）咽下困难，肿瘤侵及或压迫食管可引起咽下困难，亦可引起支气管一食管瘘，导致肺部感染。

（4）声音嘶哑，肿瘤或肿大的纵隔淋巴结使喉返神经受压或受累所致，多见左侧。

（5）上腔静脉压迫综合征癌肿侵犯纵隔，压迫上腔静脉时，上腔静脉回流受阻，引起头面部、颈部和上肢水肿，胸前部淤血和静脉曲张，可有头痛、头昏或眩晕。

（6）Homer综合征位于肺尖部的肺癌称肺上沟癌。若压迫颈部交感神经，可引起病侧眼睑下垂、瞳孔缩小、眼球内陷，同侧额部与胸壁无汗或少汗，即Homer综合征。压迫臂丛神经，可引起以腋下为主、向上肢内侧放射的烧灼样剧痛或感觉异常，夜间加重。

3.由癌远处转移引起的症状

（1）肿瘤转移至脑、中枢神经系统、偏瘫、颅内高压等。可表现为头痛、呕吐、眩晕、复视、共济失调。

（2）转移至肝可有畏食、肝区疼痛、肝大、黄疸和腹水等。

（3）转移至骨骼转移至肋骨、脊柱骨、骨盆时，则有局部疼痛和压痛。

（4）转移至淋巴结、皮肤锁骨上淋巴结是肺癌转移的常见部位，多在前斜角肌区，触到固定而坚硬，逐渐增大、增多，或融合的结节，多无痛感。皮肤转移时可触及皮下结节。

4.肿瘤作用于其他系统引起的肺外表现包括内分泌、神经肌肉、结缔组织、血液系统和血管的异常改变，又称副癌综合征。主要表现有肥大性骨关节病和杵状指

（趾）；分泌雌二醇引起的男性乳房发育；分泌促肾上腺皮质激素样物引起的肌力减弱、水肿、高血压、血糖增高等，即Cushing综合征；分泌抗利尿激素，引起稀释性低钠血症，表现为食欲不振、恶心、呕吐、嗜睡、定向障碍等水中毒症状，称抗利尿激素分泌失调综合征。此外，可出现神经肌肉综合征，包括小脑皮质变性、脊髓小脑变性、周围神经病变、重症肌无力和肌病等；肿瘤转移至骨可致骨骼破坏，或由于异生性甲状旁腺样激素作用，引起高钙血症。

【护理措施】

1.做好心理护理尽量减轻或消除患者恐惧

（1）正确评估患者心理状态和对诊断及治疗的理解情况，是否有足够的支持力量，有无恐惧的表现，如血压高、失眠、沉思、紧张、烦躁不安、心悸等。

（2）倾听与交流多与患者交谈，根据其年龄、职业、文化程度、性格等情况，鼓励患者表达自己的感受，耐心倾听患者诉说，尽量解答患者提出的问题和提供有益的信息，与患者建立良好的护患关系，鼓励患者之间的交流，调整患者的情绪，使患者以积极的心态面对疾病。

（3）病情的告知，确诊后根据患者的心理承受能力和家属的意见，决定是否告知患者病情真实情况。可在恰当的时机应用恰当的语言将诊断告知患者，以缩短患者期待诊断的焦虑期，引导患者面对现实，正确认识和对待疾病。有手术适应证者鼓励患者尽早手术。对于不愿或害怕知道诊断的患者，应协同家属采取保护性措施，合理隐瞒，以防患者精神崩溃，影响治疗。

（4）心理与社会支持，当患者得知自己患肺癌时，会面临巨大的身心应激，而心理应激结果会对疾病产生明显的积极或消极影响，护士应通过多种途径给患者及家属提供心理与社会支持。在未明确诊断之前，应向患者解释各种诊断性检查的目的、意义和过程，劝说患者接受并配合检查；确诊后，帮助患者正确估计所面临的情况，鼓励患者及家属积极参与治疗和护理计划的决策过程，让患者了解肺癌及将接受的治疗。帮助患者建立起良好、有效的社会支持系统，安排家庭成员和亲朋好友定期看望患者，使患者感受到家庭、亲友的关爱，激发其珍惜生命、热爱生活的热情，增强对治疗的信心。帮助患者和家属面对现实，积极应对癌症的挑战，让患者了解到癌症不是只等于痛苦和死亡，随着科学技术的发展，减轻痛苦，提高生存率已不是不可能的，从而使患者克服恐惧、绝望心理，保持积极、乐观情绪，充分调动机体的潜在力量，与疾病作斗争。

2.尽量减轻患者疼痛

（1）疼痛评估内容：

①疼痛的部位、性质和程度。评估疼痛程度可用各种量表，如0～10数字评估量表，0为无疼痛，10为无法忍受的剧烈疼痛，让患者以数字描述疼痛的程度。

②疼痛加重或减轻的因素。

③影响患者表达疼痛的因素，如性别、年龄、文化背景、教育程度、性格等。

④疼痛持续、缓解、再发的时间等。

（2）减少可诱发和加重疼痛的因素，采取各种护理措施减轻疼痛

①提供安静的环境，调整舒适的体位，保证患者充分地休息。

②小心搬动患者，滚动式平缓地给患者变换体位，避免拖、拉动作。必要时，寻求协助，支撑患者各肢体，防止用力不当引起病变部位疼痛。告知患者不要突然扭曲或转动身体。

③指导、协助胸痛患者用手或枕头护住胸部，以减轻深呼吸、咳嗽或变换体位所引起的胸痛。

（3）控制疼痛

①药物止痛，根据患者疼痛再发时间，提前按时用药。用药期间应取得患者及家属的配合，以确定维持有效止痛作用的药物和最佳剂量。应用止痛药物后要注意观察用药的效果，有无药物不良反应等。一般非肠道给药者，应在用药后15～30分钟开始评估，口服给药1小时后开始评估，了解疼痛缓解程度和镇痛作用持续时间。当所制定的用药方案已不能有效止痛时，应及时通知医生并重新调整止痛方案。在应用镇痛药期间，注意预防药物的不良反应，如阿片类药物有便秘、恶心、呕吐、镇静和精神紊乱等不良反应，应嘱患者多进富含纤维素的蔬菜和水果，或饮服番泻叶冲剂等措施，缓解和预防便秘。

②物理治疗摩、针灸、经皮肤电刺激止痛穴位或局部冷敷等，以降低疼痛的敏感性。

3.纠正低于机体需要量的营养失调

（1）做好正确评估：患者的身高、体重、饮食习惯，营养状态和饮食摄入情况，必要时与营养师一起评估患者所需要的营养，并制定饮食计划。

（2）饮食护理：向患者及家属宣传增加营养与促进健康的关系，安排品种多样化饮食。根据患者的饮食习惯，给予高蛋白质、高热量、高维生素、易消化饮食，动、植物蛋白应合理搭配，如蛋、鸡肉、大豆等，如患者喜爱，可多加些甜食。调配好食物的色、香、味，以刺激食欲。创造清洁、舒适、愉快的进餐环境，尽可能安排患者与他人共同进餐，以调整心情，促进食欲。有吞咽困难者应给予流质饮食，进食宜慢，取半卧位以免发生吸入性肺炎或呛咳，甚至窒息。病情危重者应采取喂食、鼻饲，或静脉输入脂肪乳剂、复方氨基酸和含电解质的液体。氨基酸的平衡有助于抑制癌肿的发展；锌和镁对癌细胞有直接抑制作用。高纤维膳食可刺激肠蠕动，有助消化、吸收和排泄功能。如患者易疲劳或食欲不佳，应少量多餐，进餐前休息片刻，尽量减少餐中疲劳。

（3）其他支持疗法必要时酌情输血、血浆或清蛋白，以减少胸腔积液的产生，补充癌肿或大量抽取胸腔积液等因素所引起的蛋白丢失，增强机体抗病能力。

4.潜在并发症与化疗药物毒性反应的护理

（1）评估化疗反应，应用化疗后，应评估机体对化疗药物是否产生毒性反应，有何反应，严重程度如何。

（2）骨髓抑制反应的护理，化疗药物不仅杀伤癌细胞，对机体正常的白细胞也有杀伤抑制作用。当白细胞总数降至$3.5 \times 10^9/L$以下时应及时报告医生。当白细胞总数降至$1 \times 10^9/L$时，遵医嘱输白细胞及使用抗生素以预防感染，并做好保护性隔离。

（3）恶心、呕吐的护理，在化疗期间，如患者出现恶心、呕吐，嘱其家属不要表现出惊慌失措的行为，防止增加患者思想负担而加重恶心、呕吐。减慢药物滴注速度，遵医嘱给予口服或肌内注射甲氧氯普胺10～20mg，可减轻其反应。避免不良气味等刺激。恶心时，嘱患者做深而缓慢的呼吸，或饮少量碳酸饮料，吸吮硬而略带酸味的糖果，有助于抑制恶心呕吐。翻身时，勿突然大动作转动身体，以防恶心中枢受到刺激，引起呕吐。化疗期间饮食宜少量多餐，避免过热、粗糙、酸、辣刺激性食物，以防损伤胃肠黏膜。如有呕吐，可嘱患者进较干的食物，餐中少饮水，餐后休息片刻。化疗前、后2小时内避免进餐。如化疗明显影响进食，出现口渴、皮肤干燥等脱水表现，须静脉输液，补充水、电解质和机体所需要的营养。

（4）口腔护理，化疗后患者唾液腺分泌减少，常出现口干、口腔pH下降，易致牙周病和口腔真菌感染。要避免口腔黏膜损伤，不进硬食物，用软牙刷刷牙，并常用盐水或复方硼砂溶液漱口。

（5）静脉血管的保护，因化疗药物刺激性强，疗程长，要注意保护和合理使用静脉血管。

（6）其他毒副反应的护理，对由于药物毒性作用使皮肤干燥、色素沉着、脱发和甲床变形者，应做好解释和安慰，向患者说明停药后毛发可再生，以消除其思想顾虑。

5.做好皮肤护理

（1）皮肤评估，照射后局部皮肤是否出现红斑、表皮脱屑、色素沉着、瘙痒感等，并注意监测其变化；评估身体受压部位或骨突处有无红、肿、破损。

（2）照射部位皮肤的护理，照射时协助患者取舒适体位，嘱其不要随便移动，以免损伤其他部位皮肤。对照射部位的皮肤，应采取措施预防或治疗皮肤破损。①嘱患者切勿擦去皮肤照射部位的标志；②局部禁涂凡士林等难以清洗的软膏、红汞、乙醇或碘酊等，忌贴胶布。洗澡时，不用肥皂或搓擦，亦不用化妆品涂擦，因其内含某些重金属物，可加重放疗皮肤的反应；③患者宜穿宽松柔软衣服，防止摩擦。局部避免搔抓、压迫。避免阳光照射或冷热刺激；④如有渗出性皮炎，除暴露外，局部可涂具有收敛、保护作用的鱼肝油软膏。

第二节　胃癌患者的护理

【概述】

胃癌（gastric cancer）是我国最常见的恶性肿瘤之一，居消化道肿瘤死亡原因的首位。其发病率在不同年龄间、各国家地区和种族间有较大差异。一般而言，有色人种比白种人易患本病。日本、智利、俄罗斯和冰岛为高发区，而北美、西欧、澳大利亚和新西兰发病率较低。我国的发病率亦较高，尤以西北地区发病率最高，中南和西南地区则较低。全国平均每年死亡率约为16/10万。本病男性居多，男女之比约为2～3∶1，高发年龄为40～60岁。

【临床表现】

1.症状

（1）早期胃癌，早期多无症状，部分患者可出现非特异性消化不良症状。

（2）进展期胃癌，上腹痛为最早出现的症状，可急可缓，开始仅有上腹饱胀不适，餐后加重。继之有隐痛不适，偶呈节律性溃疡样疼痛，最后逐渐加重而不能缓解。患者常同时有胃食欲缺乏、体重进行性下降。胃壁受累时可有易饱感；贲门癌累及食管下端时可出现吞咽困难；胃窦癌引起幽门梗阻时出现严重恶心、呕吐；黑便或呕血常见于溃疡型胃癌。转移至身体其他脏器可出现相应的症状，如转移至骨骼时，可有全身骨骼剧痛；胰腺转移则会出现持续性上腹痛并放射至背部等。

2.体征　早期胃癌多无明显体征。进展期胃癌主要体征为腹部肿块，多位于上腹部偏右，呈坚实可移动结节状，有压痛。肝脏转移可出现肝大，并扪及坚硬结节，常伴黄疸。腹膜转移时可发生腹水，出现移动性浊音。远处淋巴结转移时可在左锁骨上内侧触到质硬而固定的淋巴结，称为Virchow淋巴结。直肠指诊时在直肠膀胱间凹陷可触及一架板样肿块。此外，某些胃癌患者可出现伴癌综合征，包括反复发作性血栓性静脉炎、黑棘皮病（皮肤皱褶处有色素沉着，尤其在两侧腋部）和皮肌炎等，可有相应的体征，有时可在胃癌被察觉前出现。

3.并发症可并发胃出血、贲门或幽门梗阻、穿孔等。

【实验室及其他检查】

1.血常规检查多数患者有缺铁性贫血。

2.大便隐血试验持续阳性。

3.胃液分析进展期胃癌呈无酸或低胃酸分泌，但低胃酸分泌与正常人重叠，故已不列为常规检查。

4.X线钡餐检查，早期胃癌可表现为局限性表浅的充盈缺损；或呈边缘锯齿状不规则的龛影；或黏膜有灶性积钡，胃小区模糊不清等征象。进展期胃癌X线的诊断率可达90%以上。突入胃腔的肿块，表现为较大而不规则的充盈缺损；溃疡型胃癌表现为龛影位于胃轮廓之内，边缘不整齐，周围黏膜僵直，蠕动消失，并见皱襞中断现象；浸润型胃癌表现为胃壁僵直，蠕动消失，胃腔狭窄。

5.胃镜检查内镜直视下可观察病变部位、性质，并取黏膜做活组织检查，是目前最可靠的诊断手段。早期胃癌可呈现一片变色的黏膜，或局部黏膜粗糙不平呈颗粒状，有时不易辨认；进展期胃癌可表现为凹凸不平、表面污秽的肿块，或不规则较大溃疡，常见渗血及溃烂。

【护理措施】

1.疼痛的观察 观察疼痛特点，注意评估疼痛的性质、部位，是否伴有严重的恶心和呕吐、吞咽困难、呕血及黑便等症状。如出现剧烈腹痛和腹膜刺激症，应考虑发生穿孔的可能性，及时协助医师进行有关检查或手术治疗。

2.疼痛的护理

（1）药物止痛，遵医嘱给予相应的止痛药，目前治疗癌性疼痛的主要药物有：①非麻醉性镇痛药（阿司匹林、吲哚美辛、对乙酰氨基酚等）；②弱麻醉性镇痛药（可待因、布桂嗪等）；③强麻醉性镇痛药（吗啡、哌替啶等）；④辅助性镇痛药（地西泮、异丙嗪、氯丙嗪等）。给药时应遵循WHO推荐的三阶梯疗法，即选用镇痛药必须从弱到强，先以非麻醉药为主，当其不能控制疼痛时依次加用弱麻醉性及强麻醉性镇痛药，并配以辅助用药，采取复合用药的方式达到镇痛效果。

（2）患者自控镇痛（patient controlled analgesia，PCA）该方法是用计算机化的注射泵，经由静脉、皮下或椎管内输注药物，以连续性输注止痛药，并且患者可自行间歇性给药。该方式用药灵活，可根据患者需要提供准确的止痛药物剂量、增减范围、间隔时间，从而做到个体化给药。可在连续性输注中间歇性增加止痛药，从而控制患者突发的疼痛，克服了用药的不及时性，减少了患者对止痛药的总需要量和对专业人员的依赖，增加了患者自我照顾和对疼痛的自主控制能力。

3.饮食护理

（1）让患者了解充足的营养支持对机体恢复有重要作用，对能进食者鼓励其尽可能进食易消化、营养丰富的流质或半流质饮食。提供清洁的进食环境，并注意变换食物的色、香、味，增进患者的食欲。

（2）对贲门癌有吞咽困难者和中、晚期患者应按医嘱静脉输注高营养物质，以维持机体代谢需要。幽门梗阻时，可行胃肠减压，同时遵医嘱静脉补充液体。

（3）营养监测定期测量体重、监测血清蛋白和血红蛋白等营养指标。

4.指导患者保持乐观态度、情绪稳定，以积极的心态面对疾病，运用适当的心理防卫机制。

5.坚持锻炼身体，增强机体抵抗力。注意个人卫生，特别是体质衰弱者，应做好口腔、皮肤黏膜的护理，防止继发性感染。

6.定期复诊，以监测病情变化和及时调整治疗方案。

第三节　原发性肝癌患者的护理

原发性肝癌（primary liver cancer）指原发于肝细胞和肝内胆管细胞的癌肿，为我国常见恶性肿瘤之一，其死亡率在消化系统恶性肿瘤中列第三位，仅次于胃癌和食管癌。肝癌在世界各地的发病率虽有所不同，但均有上升趋势。本病可发生于任何年龄，以40～49岁为最多，男女之比为2～5：1。

【临床表现】

起病常隐匿，早期缺乏典型症状。经甲胎蛋白（AFP）普查检出的早期病例无任何症状和体征，称为亚临床肝癌。一旦出现症状而就诊者病程大多已进入中晚期。

1.症状

（1）肝区疼痛，半数以上患者有肝区疼痛，多呈持续性钝痛或胀痛，由于癌肿迅速生长使肝包膜绷紧所致。若肿瘤侵犯膈，疼痛可放射至右肩；如肿瘤生长缓慢，则无或仅有轻微钝痛。当肝表面癌结节包膜下出血或向腹腔破溃，腹痛突然加剧，可有急腹症的表现，如出血量大，则引起昏厥和休克。

（2）消化道症状，常有食欲减退、腹胀，也可有恶心、呕吐、腹泻等。

（3）全身症状有乏力、进行性消瘦、发热、营养不良，晚期患者可呈恶病质等。少数患者由于癌肿本身代谢异常，进而对机体产生影响引起内分泌或代谢异常，可有自发性低血糖、红细胞增多症、高血钙、高血脂等伴癌综合征。对肝大伴有此类表现的患者，应警惕肝癌的存在。

（4）转移灶症状，肿瘤转移之处有相应症状。如转移至肺可引起胸痛和血性胸腔积液；胸腔转移以右侧多见，可有胸腔积液征；骨骼和脊柱转移，可引起局部压痛或神经受压症状；颅内转移可有相应的神经定位症状和体征。

2.体征

（1）肝大，肝呈进行性肿大，质地坚硬，表面及边缘不规则，有大小不等的结节或巨块，常有不同程度的压痛。如癌肿突出于右肋弓下或剑突下，上腹可呈现局部隆起或饱满；如癌肿位于膈面，则主要表现为膈抬高而肝下缘可不大；如压迫血管，致动脉内径变窄，可在腹壁上听到吹风样血管杂音。

（2）黄疸，一般在晚期出现，由于肝细胞损害，或癌肿压迫、侵犯肝门附近的胆管，或癌组织和血块脱落引起胆道梗阻所致。

（3）肝硬化征象，肝癌伴肝硬化门静脉高压者可有脾大、静脉侧支循环形成及腹水等表现。腹水一般为漏出液，也有血性腹水出现。

3.并发症

（1）肝性脑病常为肝癌终末期的并发症，约1/3的患者因此死亡。

（2）上消化道出血约占肝癌死亡原因的15%。肝癌常因合并肝硬化或门静脉、肝静脉癌栓致门静脉高压，引起食管胃底静脉曲张破裂出血。也可因胃肠道黏膜糜烂、凝血功能障碍等而出血。

（3）肝癌结节破裂出血，约10%的肝癌患者因癌结节破裂出血致死。肝癌组织坏死、液化可致自发破裂，或因外力作用而破裂。如限于包膜下，可形成压痛性包块，破入腹腔可引起急性腹痛和腹膜刺激症。

（4）继发感染，本病患者在长期消耗或因放射、化学治疗而致白细胞减少的情况下，抵抗力减弱，加之长期卧床等因素，容易并发各种感染，如肺炎、败血症、肠道感染等。

4.临床分型、分期　目前临床多采用1977年全国肝癌防治研究协会通过的将肝癌分3型、3期的方案。

（1）分型

①单纯型：临床和化验检查无明显肝硬化表现者；②硬化型：有明显肝硬化的临床和化验表现者；③炎症型：病情发展迅速，并伴有持续性癌性高热或丙氨酸氨基转移酶（ALT）升高一倍以上者。

（2）分期

Ⅰ期：无明显肝癌症状与体征者，亦称亚临床期；Ⅱ期：介于Ⅰ期与Ⅲ期之间者；Ⅲ期：有黄疸、腹水、远处转移或恶病质之一者。

【护理措施】

1.饮食护理向患者解释进食的意义，鼓励患者进食。安排良好的进食环境，保持患者口腔清洁，以增加患者的食欲。饮食以高蛋白质、适当热量、高维生素为宜，避免摄入高脂、高热量和刺激性食物，使肝脏负担加重。如疼痛剧烈应暂停进食，待疼痛减轻再进食。有恶心、呕吐时，于服用止吐剂后进少量食物，增加餐次，尽量增加摄入量。如有肝性脑病倾向，应减少蛋白质摄入，以免诱发肝昏迷。对晚期肝癌患者，可根据医嘱静脉补充营养，维持机体代谢需要。应及时根据患者营养状况，调整饮食计划。

2.疼痛的护理

（1）观察疼痛特点：注意经常评估患者疼痛的程度、性质、部位及伴随症状，及时发现和处理异常情况。

（2）指导并协助患者减轻疼痛。

3.化疗药物护理，根据医嘱给患者应用抗肿瘤的化学药物治疗，注意药物疗效及不良反应。鼓励患者保持积极心态，坚持完成化疗。

4.肝动脉栓塞化疗的护理，对实施肝动脉栓塞化疗的患者，应做好术前及术后护理。术前给患者及家属解释有关治疗的必要性、方法和效果，使其减轻对手术的疑虑，配合手术治疗。术后由于肝动脉血供突然减少，可产生栓塞后综合征，即出现腹痛、发热、恶心、呕吐、人血白蛋白降低、肝功能异常等改变，应做好相应护理。

（1）术后禁食2～3天，逐渐过渡到流质饮食，并注意少量多餐，以减轻恶心、呕吐。

（2）穿刺部位压迫止血15分钟再加压包扎，沙袋压迫6小时，保持穿刺侧肢体伸直24h，观察穿刺部位有无血肿及渗血。

（3）密切观察病情变化，多数患者于术后4～8小时体温升高，持续1周左右，是机体对坏死肿瘤组织重吸收的反应。高热者应采取降温措施，避免机体大量消耗。注意有无肝性脑病前驱症状，一旦发现异常，及时配合医生进行处理。

（4）鼓励患者深呼吸、有效排痰，必要时吸氧，以提高血氧分压，利于肝细胞的代谢。

（5）栓塞术1周后，常因肝缺血影响肝糖原储存和蛋白质合成，应根据医嘱静脉输注白蛋白，适量补充葡萄糖液。准确记录出入量，以作为补液的依据。

5.感染的护理，观察患者感染征象：密切观察患者体温、脉搏、呼吸及血象改变，询问患者有无咽痛、咳嗽、尿痛等不适，及时发现感染迹象并协助医生进行处理。减少感染的机会病房应减少探视，定期空气、衣物消毒，保持室内空气新鲜，严格遵循无菌原则进行各项操作，防止交叉感染，指导并协助患者做好皮肤、口腔护理，注意会阴部及肛门的清洁，减少感染的机会。

第四节　胰腺癌

【概述】

胰腺癌是消化系统较常见的恶性肿瘤，40岁以上好发，男性比女性多见。90%的患者在诊断后一年内死亡。5年生存率仅1%～3%。

胰腺癌包括胰头癌、胰体尾部癌等，其中胰头癌，约占胰腺癌的2/3。

【临床特点】

1.腹痛　持续而进行性加重的上腹部饱满、闷胀和隐痛。

2.黄疸和腹水　梗阻性黄疸是胰头癌最突出的症状，呈进行性加重可伴茶色尿，色似酱油，陶土色大便，癌细胞腹膜种植或门静脉回流受阻时腹水形成。

3.消化道症状　食欲减退，厌食油腻和动物蛋白食物，消化不良或腹泻。

4.乏力和消瘦及恶病质。

【护理】

1.术前护理

（1）改善营养状况　体弱、贫血或低蛋白血症的患者可多次少量输新鲜血液制品，进食高蛋白质、高热量食物。胃肠道反应严重的患者可静脉给予高营养、补充蛋白或留置鼻饲管（经鼻至十二指肠或空肠），给予胃肠内营养科给予营养素或回输胰液、胆汁等引流液，并根据患者情况给予适宜营养素或回输胰液、胆汁等引流液，并根据患者情况给予适宜的浓度和温度，以利于患者对脂类的吸收。术前改善患者的营养状态，对降低术后并发症有重要的作用。

（2）增强凝血功能　梗阻性黄疸患者，因胰胆管阻塞影响脂类食物的消化、吸收，致维生素K及依赖维生素K的一些凝血因子缺乏；长期胆管梗阻所致的肝功能损害，亦可导致其他不依赖维生素K的凝血因子缺乏，容易发生纤维蛋白溶解现象，使手术野广泛出血。故术前应注射维生素K，及保肝治疗，改善肝功能。

（3）经皮肝胆管引流（PTCD）管护理：

①检查出凝血时间、血小板、凝血酶原活动度、血红蛋白。

②肌内注射维生素K1。

③做碘过敏试验。

④检查日需禁食、水。

⑤检查前半小时可肌内注射地西泮10mg。

⑥监测生命体征。

（4）皮肤护理 黄疸患者皮肤瘙痒，注意勤沐浴、勤更衣，不要搔抓。

（5）心理护理 乐观、松弛的情绪有利于手术的成功。

2.术后护理

（1）体位 早期半卧位有利于患者的呼吸及引流。

（2）密切监测生命体征 监测T、P、R、BP的变化。观察神志、精神状态。给予吸氧，必要时给予心电、血氧、血压监测，使其在正常范围。监测血糖，以了解胰腺的内分泌功能。

（3）妥善固定并观察引流管 防止胃管、胰肠引流管、胆肠引流管、PTCD管和胰支架管的滑脱、扭曲、堵塞和污染。嘱患者翻身时保护好引流管，胃管定时冲洗，每6小时1次。保证胃肠减压的有效性，避免胃酸通过体液因子刺激胰腺分泌。引流管位置要低于引流管皮肤出口处。观察引流液的颜色、性质并记录24小时量。如有异常，及时通知医生给予相应处理。

（4）营养 胰腺癌患者由于术前营养状况较差，术后禁食时间较长，各种引流较多，患者体液丢失较多。要保证静脉通畅，及时补充营养物质，维持正常的入量，保证水和电解质的平衡。

（5）活动 术后第1日，可鼓励患者坐起及在床上活动。术后第2日可鼓励患者床边活动。以促进胃肠功能恢复，尽快排气，预防肠粘连及肺部感染。

（6）常见并发症的观察

①出血：胰液消化腐蚀手术区血管或患者凝血功能改变，可导致大出血。若患者血性引流液较多，或P、BP有变化时，应及时给予止血处理。

②胰腺炎：查血淀粉酶和胰液淀粉酶，有异常及时处理。

③胰瘘：术后1周左右发生，表现为上腹部突然剧烈疼痛或持续性胀痛，发热，腹膜刺激症（+）。胰液从引流管里流出，引流液淀粉酶明显升高。胰瘘发生后保持引流管通畅，保护好引流管周围皮肤，经常换药，保持干燥，防止胰液外渗引起皮肤糜烂。遵医嘱给予患者输注抑制胰腺分泌的药物，以争取最佳疗效。

④胆汁性腹膜炎：发热，腹膜刺激征（+），引流液为胆汁样液体。

⑤胃排空障碍：患者术后7日仍不排气，每日胃液量大于500 mL，称胃排空障碍。

可经胃镜或上消化道造影明确诊断，应给予胃肠减压，营养支持，并使用促进胃肠动力的药物、理疗等方法处理。胃排空障碍的患者心理负担较重，应给予有利的心理支持。

⑥胰腺假性囊肿：多由于炎性渗出物不能吸收而外溢，周围被增生的纤维组织包裹而成。囊肿成熟后可手术治疗。

3.健康指导 ①戒烟、戒酒；②定期化疗；③饮食：高蛋白质，高维生素，易消化无刺激性饮食。忌暴饮暴食。

第五节 食管癌

【概述】

食管癌是指发生于食管黏膜上皮的恶性肿瘤，占所有恶性肿瘤的2%。发病部位以食管中、下段居多，各占食管癌40%以上。以进行性吞下困难，食物反流，咽下疼痛为主要临床特征。中老年易患本病，我国的80%的患者发病在50岁以后。男性高于女性。我国以太行山地区、秦岭东部地区、大别山区、四川北部地区、闽南和广东潮汕地区、苏北地区为高发区。

【临床表现】

食管癌早期表现进食时偶有梗阻感或呃逆、咽部干燥紧束感或食管内有异物感。典型症状为进行性吞咽困难，严重者滴水不进并频繁呕吐黏液。癌肿侵犯喉返神经，可发生声音嘶哑；侵入主动脉，可引起大呕血；侵入气管，可形成食管气管瘘，由于进食困难，晚期患者出现消瘦、贫血、营养不良及恶病质。

【护理】

1.术前护理

（1）心理护理：食管癌患者往往对进行性加重的进食困难、日渐减轻的体重焦虑不安，对所患疾病有部分或较全面的认识，求生的欲望十分强烈；手术前表现紧张、恐惧、担心手术的成功率及今后的生活质量。护士应加强与患者和家属的沟通，了解患者及亲属对疾病和手术的认识程度，了解患者的心理状况，实施耐心的心理疏导。为患者创造安静舒适的环境，保证充足睡眠。

（2）营养支持：指导患者合理进食高热量、高蛋白质、含丰富维生素的流质或半流质饮食。适时补充水和电解质，营养状况差的患者，可行静脉高营养。

（3）注意口腔卫生：术前积极治疗口腔慢性病灶，保持口腔的清洁卫生。

（4）呼吸道准备：术前嘱患者严格戒烟、加强排痰，应用抗生素控制呼吸道感染，训练患者有效咳痰和腹式深呼吸。

（5）胃肠道准备

①术前1周常规应用庆大霉素、甲硝唑分次口服。

②术前3日改流质饮食，术前1日禁食。

③术前1日晚予以甲硝唑100 mg、庆大霉素16万u加生理盐水100 mL经鼻胃管冲洗食管及胃。

④结肠代食管手术患者：术前3～5日口服肠道抗生素、术前2日进食无渣流质，术前晚清洁灌肠或全肠道灌洗后禁饮、禁食。

⑤术日晨置胃管时，为避免戳穿食管，可置于梗阻部位上端，待手术中直视下再置于胃中。

2.术后护理

（1）了解手术方式，术中出血情况，输血、补液情况，严密监测生命体征变化，每15～30分钟测量一次，至麻醉清醒。保持呼吸道通畅，注意呼吸状况，妥善固定各导管并保持引流通畅。

（2）心理护理：观察患者有无焦虑、紧张、恐惧等不良心理反应，患者具体情况，及时给予耐心细致的心理安慰，讲解手术的良好效果，鼓励患者增强信心，积极配合治疗。

（3）呼吸道护理：严密观察呼吸状态、频率和节律，有无缺氧征兆。术后第1日每1～2小时鼓励患者深呼吸，吹气球，促使肺膨胀。对于痰多、咳痰无力的患者，出现呼吸浅快、发绀、呼吸音减弱或湿鸣等痰阻现象，应立即行鼻导管深部吸痰，必要时行纤维支气管镜吸痰或气管切开吸痰，气管切开后按气管切开常规护理。

（4）引流管护理

①维持胸腔闭式引流通畅：观察引流液量、性状，并认真记录。若术后2～3日引流液颜色逐渐变淡，量减少，24小时量＜50 mL，可拔除引流管。拔管后注意伤口有无渗出，有无胸闷、气促，如有异常及时报告医生做出相应处理。

②保持胃管通畅：妥善固定胃管，防止脱出。严密观察引流量、性状、气味并准

确记录。若引流出大量鲜血或血性液，患者出现烦躁、血压下降、脉搏增快、尿量减少等，应立即通知医生及时配合处理。经常挤压胃管，致使管腔堵塞。

（5）饮食护理：患者禁食期间持续胃肠减压，给予静脉补充营养，做好口腔护理。停止胃肠减压24小时后，如无呼吸困难、胸内剧痛、患侧呼吸音减弱及高热等吻合口瘘的症状，可开始进食。术后3周如患者无特殊不适可进普食，注意少食多餐，忌食刺激性食物。

（6）食管重建术后护理：保持置入结肠袢内的减压管通畅，观察从减压管内吸出的液体颜色、量及性质，如伴全身中毒症状，应立即通知医生并配合抢救。注意观察腹部体征，保持口腔卫生。

（7）并发症的护理

①吻合口瘘：吻合口瘘多发生在术后5～10日，应密切观察患者有无呼吸困难、胸腔积液、全身中毒症状，包括高热、休克、白细胞计数升高，甚至菌血症。若出现上述症状，应立即通知医生并配合处理。嘱患者立即禁食，行胸腔闭式引流；加强抗感染治疗及静脉营养支持；严密观察生命体征，在吻合口瘘愈合之前坚持禁食。

②乳糜胸：多发生在术后2～10日，少数病例可在2～3周出现。患者表现为胸闷、气急、心悸甚至血压下降。应严密观察，如出现上述症状，应通知医生立即置胸腔闭式引流，及时排除胸腔内乳糜液，使肺膨胀；同时采用静脉营养支持治疗。

【健康教育】

1.向患者讲解手术治疗的必要性，必要的术前检查和准备是手术成功的重要保证。制订出周密的手术计划及治疗、护理计划。

2.禁食的目的：术前禁食是防止因麻醉或术中呕吐而引起吸入性肺炎或窒息；防止术后胃胀满，减轻吻合口张力。

3.饮食指导：少量多餐，由稀到干，食量逐渐增加，避免进刺激性食物，避免进食过快过量及硬质食物。

4.半卧位的意义：防止进食后呕吐，利于肺膨胀，利于引流。

5.深呼吸、咳嗽排痰的意义：利于肺膨胀，预防肺部并发症的发生。

6.保持口腔卫生：术前术后均应保持口腔卫生，避免导致潜在的术后吻合口感染，口腔卫生还可减少口臭，增进食欲。

7.早期活动的意义及注意事项

（1）意义：增加肺通气，利于分泌物排出，减少肺部并发症；促使肠蠕动早期恢复，减少腹胀、增进食欲；促进血循环，减少下肢静脉栓塞；术侧肩关节运动可预防关节强直，失用性萎缩、振奋精神，促进康复。

（2）注意事项：掌握活动量，避免疲劳，保证充分睡眠。术后早期不宜下蹲大小便，以免引起直立性低血压。

8.定期复查，坚持继续治疗。

第六节　肺癌

【概述】

肺癌发生于支气管黏膜上皮，亦称支气管癌。近50年来许多国家都报道肺癌的发病率明显增高，在男性癌瘤患者中，肺癌已居首位，在女性发病率也迅速增高，占女性常见恶性肿瘤的第2位或第3位。肺癌的病因至今尚不完全明确，大量资料表明，长期大量吸烟是肺癌的一个重要致病因素。多年吸纸烟每日40支以上者，肺鳞癌和未分化癌的发病率比不吸烟者高4～10倍。城市居民肺癌的发病率比农村高，这可能与大气污染和烟尘中含有致癌物质有关。因此应该提倡不吸烟，并加强城市环境卫生工作。

【临床表现】

肺癌晚期症状表现：①压迫或侵犯膈神经，出现同侧膈麻痹；②压迫或侵犯喉返神经，可引起声音嘶哑；③压迫上腔静脉引起面部、颈部、上肢和胸部静脉曲张，上腔静脉压升高等上腔静脉压迫综合征；④侵犯纵隔，压迫食管，引起吞咽困难；⑤侵犯胸膜引起血性胸腔积液。

【护理】

1.术前护理

（1）心理护理：耐心回答患者提出的问题，做好术前指导，消除患者紧张恐惧心理，以避免情绪过于激动、兴奋而影响呼吸、循环功能。

（2）术前测体重并记录，以供术中根据体重计算血容量，应用肝素和鱼精蛋白的药物剂量。

（3）改善营养，提高机体抵抗力，进食高蛋白质、高热量、丰富维生素饮食，必要时输血、输液。

（4）了解患者心、肺、肝、肾功能，并了解患者有无凝血功能异常，检查凝血酶原时间，术前3天停止服用所有抗凝药物。

（5）术前1周指导患者做深呼吸及腹式呼吸，每日2～3次，每次3～5分钟，训练有效咳嗽方法，术前3～5天给予预防性抗生素静滴，以控制肺部感染。

（6）做好抢救药物及仪器准备，此外，备好鱼精蛋白、肝素、止血药、纤维蛋白原等。

2、术后护理

（1）生命体征的监测：患者手术回监护室，设专人进行护理，及时观察病情变化，监测患者的呼吸、血压、心律、心率，观察微循环及意识状态等。

（2）保持呼吸道通畅，定时观察呼吸并呼唤患者，以免因麻醉药后遗作用，造成呼吸暂停而导致窒息。

（3）协助患者咳嗽排痰，及时清除呼吸道分泌物是预防肺部并发症的主要措施。鼓励患者主动咳嗽，及时辅助排痰，给予拍背，指压环甲膜和环甲膜穿刺及雾化吸入；酌情应用祛痰药物，若无力咳痰者，可采用鼻导管吸痰，纤维支气管镜吸痰，注意按无菌操作进行。

3.胸腔闭式引流的护理：首先要保持胸腔引流管的通畅，准确记录单位时间内引流液的量、颜色及性质。妥善固定胸管，引流管半夹闭。采取半卧位，便于引流。出血过多时，可给予止血药，及时补充新鲜血。

4.补液和进食：应严格掌握输液的量和速度，24小时补液量控制在2000 mL内，速度以20～30滴/分为宜，以防止肺水肿及心衰。拔除气管插管后4～6小时，如无禁忌即可饮水，逐渐进食流质、半流质，直至厌食。

5.心理护理：护士应主动为患者做好生活护理，加强与患者沟通，鼓励其讲出焦虑等不良心理反应的原因，及时给予心理疏导，增强战胜疾病的信心。

6.术后联合应用足量、高效广谱抗生素，控制肺部并发症。

【健康教育】

（1）加强营养给予高蛋白质、高热量、易消化饮食，以增强机体抵抗力；手术痊愈出院，可适当户外活动，不可到公共场所，以免感冒。

（2）宣传预防保健知识，戒烟戒酒，及时治疗肺部慢性疾病，以免加重肺部感染。

（3）加强肺部功能锻炼，每天做深呼吸、咳嗽以增加肺活量，促进肺膨胀。

（4）远离一切呼吸道刺激物（烟、雾、烟尘与严重的空气污染），以免影响肺功能。

（5）出院后继续坚持肺功能锻炼及肩臂运动，避免过度疲乏。半年内不得从事重体力劳动。

第七节　颅内肿瘤

【概述】

颅内肿瘤又称脑瘤，分为原发性和继发性两大类。原发性颅内肿瘤发生于脑组织、脑膜、脑神经、垂体、血管及残余组织等。继发性肿瘤是指身体其他部位恶性肿瘤转移或侵入颅内的肿瘤。

【临床表现】

颅内压增高症状和局部定位症状，如：感觉障碍、偏瘫、视力视野改变、共济失调等，鞍区肿瘤患者不定期有内分泌功能紊乱的表现，如：性功能低下，生长激素分泌旺盛等。

【护理】

1.术前护理

（1）病情观察：严密观察病情变化，当患者出现意识障碍、瞳孔不等大、缓脉、血压升高等症状时，提示有发生脑疝的可能，应立即报告医生。保持呼吸道通畅，迅速静脉滴注脱水剂，并留置尿管，以了解脱水效果。做好术前特殊检查及手术准备。

（2）颅压增高的护理：颅内占位病变随着病情发展均会出现颅压增高的症状。严重者可由于呼吸道梗阻、剧烈咳嗽、用力排便等，导致颅压骤然增高而发生脑疝。因此，患者应注意保暖，预防感冒；适当应用缓泻剂，保持排便通畅。另外，还可采取一些措施降低颅压：①使用脱水剂以减轻脑水肿；②床头抬高15°～30°，以利颅内静脉回流，减轻脑水肿；③充分给氧改善脑缺氧，使脑血管收缩，降低脑血流量；④控制液体摄入量，1000～2000 mL/d；⑤高热者立即降温，防止机体代谢增高，加重脑缺氧。

（3）注意保护患者：对出现神经系统症状的患者应视具体情况加以保护，如防止健忘患者走失；督促癫痫患者按时服药；运动障碍患者应卧床休息；躁动患者给予适当约束，放置床档，防止坠床、摔伤和自伤。

2.术后护理

（1）卧位：一般患者清醒后抬高床头15°～30°，以利静脉回流，减轻脑水肿，降低颅压。

（2）病情观察：严密观察生命体征及肢体活动，特别是意识及瞳孔的变化。术后24小时内易出现颅内出血及脑水肿引起脑疝等并发症。当患者意识由清醒转为嗜睡或躁动不安，瞳孔逐渐散大且不等大，对光反应迟钝或消失，伴对侧肢体活动障碍加重，同时出现脉缓、血压升高，要考虑颅内出血或脑水肿的可能，应及时报告医生。

（3）保持出入量平衡：术后静脉补液时，注意控制液体的投入量在1000～2000 mL/d。

（4）脑室引流的护理：按脑室引流护理常规进行护理。

（5）应用脱水剂注意事项：临床常用的脱水剂一般是20%甘露醇，滴注时注意速度，一般20%甘露醇250 mL应在20～30分钟内输完，防止药液渗漏于血管外，以免造成皮下组织坏死；不可与其他药液混用；血压过低时禁止使用。

（6）骨窗的护理：胶质瘤术后，为了起到减压的作用，一般将患者颅骨骨瓣去除或游离，成为骨窗或游离骨瓣。骨瓣去除后脑组织外只有头皮保护，易受伤，应加强保护。通过骨窗还可直接观察颅压变化，如骨窗处张力较大或脑组织膨出，说明颅压增高，应采取措施降低颅压。

（7）功能锻炼：术后患者常有偏瘫或失语，要加强患者肢体功能锻炼和语言训练。协助患者肢体被动活动，按摩肌肉，防止肌肉萎缩。耐心辅导患者进行语言训练，指导患者从简单发音开始，逐步练习多音节词，鼓励患者家属建立信心，平时给患者听音乐、广播等，刺激其听觉中枢。

第八节　骨肉瘤

【概述】

骨肉瘤是指瘤细胞能直接产生肿瘤骨及骨样组织的一种恶性结缔组织肿瘤，其发病率在原发性恶性肿瘤中占据首位。该瘤恶性程度甚高，预后极差，可于数月内出现肺部转移，截肢后3～5年存活率仅为5%～20%。发生在股骨下端及胫骨上端的约占所有骨肉瘤的3/4，其他处如肱骨、股骨上端、腓骨，脊椎、髂骨等亦可发生。多数为溶骨性，也有少数为成骨性，发病年龄：可发生在任何年龄，但大多在10~25岁，男性较多。肿瘤多处于骨端，偶发生于骨干或骨骺。

【临床表现】

疼痛和肿胀，开始时常为间歇性隐痛，迅速发展为持续性剧痛，最后跳痛，患者难以忍受，不因休息和一般止痛剂而缓解。患处可触及包块，可伴相邻关节的疼痛及活动受限，关节积液；晚期肿瘤温度升高，皮肤发亮，静脉淤滞，偶见病理性骨折。初起时全身情况尚好，后期发热、体重减轻，贫血及进行性消瘦。出现肺转移时早期可无肺部症状，晚期可出现咯血、憋气及呼吸困难。

【护理】

1.化疗护理

局部毒副反应及护理

（1）静脉炎的防治

①稀释药物浓度不宜过高，给药速度不宜过快，给药前两种药物间，给完所有药物后应用生理盐水或葡萄糖液冲洗。

②选择外周静脉条件较好者，有计划地由远及近，经常变换给药部位。下肢静脉易于栓塞，除上腔静脉压迫外，不宜采用下肢静脉注射。

③如仍有静脉炎发生，可用硫酸镁湿敷，抬高患肢或理疗。

④护士应了解各类药物的局部刺激作用，强刺激性药物给药过程中应有护士监护。对强刺激性化疗药物切忌渗漏皮下。如怀疑有外渗或已经发生外渗者，应立即停止药物注入。皮下注入解毒剂，局部涂氢化可的松软膏，冷敷24小时并抬高患肢。

（2）胃肠道反应　预防为主，注意口腔卫生。忌烟酒，饭前饭后用氯己定漱口，睡前及晨起后用软牙刷清洁口腔，注意避免损伤口腔黏膜。

（3）骨髓抑制易于出现继发性感染和出血。常见的有肺炎、败血症、腹膜炎等。如果血小板低于80×10^9/L时应暂停化疗，并给予升白药物或适当调整化疗药物的剂量。

2.手术后护理

（1）截肢术后护理

①需绝对卧床直至切口拆线。

②防止残端屈曲畸形，残端应平放床上，绷带固定，避免髋前曲，为今后装假肢创造条件。

③保持患肢切口敷料清洁干燥，渗血较多时，可局部加压包扎，床边应准备止血带，必要时止血用。

④幻觉痛 可使用精神安慰剂，解释原因，一般可随时间推移至自行消失。

⑤下肢截肢 术后应锻炼上肢及健侧下肢功能，增加肌力，利于以后用拐行走。

（2）瘤段骨灭活再植术后护理

①抬高患肢，促进静脉回流，减轻肢体肿胀。维持石膏的固定位置，直至凝固。石膏固定松紧适宜。

②注意患肢末端血运、感觉和运动情况。保持引流管通畅，保持石膏清洁干燥。

③术后1周指导患者进行股四头肌锻炼。术后2～3周活动远端肢体的肌肉和关节，防止肌肉萎缩和关节僵直。

④术后6～8周照X线片，如无异常，可拆除石膏，指导患者活动关节并下床活动，注意循序渐进，不可过早负重。

【健康教育】

截肢术者指导患者掌握肢体残端的护理，包括皮肤护理和残端包扎，制定活动计划，教会生活自理能力。保证每日足够营养，告知患者何时安装假肢，如何进行护理。指导患者及早循序渐进地进行患肢功能锻炼。出院后仍要加强营养，严格按医嘱到医院门诊复查进行化疗，尽量减少肿瘤复发和转移机会。若发现特殊情况和病情变化应随时就诊。

参考文献

[1]尹作娟，隋树杰，仰曙芬，等．护理本科生临床实践能力评价指标体系的构建，解放军护理杂志，2014，31(5)：13-16.

[2]陈红宇，付沫，陈艳，等．临床基础护理落实现状调查分析与策略应对．护理学杂志，2010，(251)：7-10.

[3]引吴清香苑爱飞，丁小容，等．肿瘤患者对PICC C护理口诊需求的调查分析町中华护理杂志，2008，43(11)：1034-1035.

[4]尤黎明．专科护击在护理专业中的角色和地位町中华护理杂志，2002，37(2)：85-88.

[5]何红燕，林伟青，黄雪琴，等．手污染的控制与医院感染的预防．中华医院感染学杂志，2008，18(10)：1407-1409.

[6]延凤梅，王江滨，张亚仙.颈椎手术患者安全转运的护理[J].中国实用护理杂志，2007，23(8)：26.

[7]赵云.创伤失血性休克患者的救护进展[J].临床护理杂志，2007，6(6)：51-52.

[8]马威，张森煌.多发伤的一体化急救模式分析[J].齐齐哈尔医学院学报，2005，26(6)：623-624.

[9]吴耀建，曾岚，王文锋，等.创伤性休克早期液体复苏的临床研究[J].中国急救学，2005，25(2)：135-136.

[10]金关.创伤性休克急救护理进展[J].中国医学创新，2009，6(28)：92-93.

[11]高健.感染性休克患者的临床观察与护理研究进展[J].中华现代护理杂志，2010，16(7)：859-861.

[12]王春亭，王可富.现代重症抢救技术[M].北京：人民卫生出版社，2007：50.

[13]金庆华，林岚，冯朔，等.虚拟现实技术对脑卒中偏瘫患者下肢功能的康复效果[J].中国老年学杂志，2020，40(11)：2273-2276.

[14]廖源，孙光华，封蔚彬，等.强调呼吸训练的脑卒中偏瘫患者综合康复治疗的临床有效性[J].中国老年学杂志，2020，40(4)：698-701.

[15]赖维.脑卒中偏瘫患者采取早期康复护理干预的效果分析[J].中国实用医药，2021，16(15)：202-204.